大アマゾンの生命力

タヒボ抽出物の奇跡

タヒボ茶のガンとその他の健康障害への効果

MIRACLES OF "TAHEEBO" EXTRACT
IN CANCER
AND OTHER HEALTH PROBLEMS

ロバート・M・ナカムラ／著
笠原　靖／監訳

エディションq
クインテッセンス出版

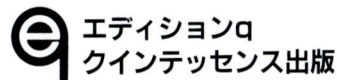

International Standard Book Number 1886133-05-0

Library of Congress Cataloging-in-publication No.00-09368

●翻訳監修にあたって

著者は、私が米国スクリップス医学研究所に客員研究員として在籍していた時の恩師です。その後、仕事でも関係が続き、共著で成書を出版させていただくなど、私の米国でのもっとも親しい友人でもあります。

著者は、その略歴に詳しいように、医療先進国の米国で免疫病理学者であるとともに、日本とも縁の深いライシャワー元駐日大使が逝去された、先端医療を誇るスクリップス病院の院長も歴任されています。著者は、基礎医学の研究で大変な業績をあげていますが、一方で免疫機能を活性化し、ガン、とくに治療が困難な固形ガンに有効な自然物質の探索に興味を持っておりました。

私とタヒボ茶との出会いは、五年ほど前に突然、著者から依頼され、タヒボ茶を何とか探して日本から送ったのが始まりです。その後、著者は訪日して、タヒボジャパン(株)の畠中平八社長に面談し、その詳細を調査した結果、ますます確信を深めたようです。私は、免疫活性物質でアガリスクに代表される、β―グルカン類の健康食品の研究にも自ら関わっている著者が、タヒボ茶に傾倒したことに驚きました。

タヒボは〝神の恵み〟を意味するインカの言葉で、現地では民俗薬として一五〇〇年以上にわたり重用されてきました。約一五年前、米国の国立ガン研究所（ＮＣＩ）がタヒボのガンに対する効果に注目し、臨床研究までしています。

また最近、タヒボ茶の主成分はＮＦＤという化学成分であることがわかりました。ＮＦＤは、奇しくも最近注目されているイソフラボンや緑茶に含まれるカテキンなどに化学構造が似ており、今後多様な効果が期待されます。

本書では実際の検証例で、多くのタヒボ茶の効用が紹介されております。私は、タヒボ茶を転移性の脳腫瘍になった幼馴染に飲んでもらいましたし、私自身も一般の治療薬は極力さけていますが、体調不調のときタヒボ茶を飲用しており、その効果については、個人的にも確かな実感を持っています。

以上が、私が本書の翻訳監修をお引き受けした理由です。

最近は、医学の分野でも漢方なども含め、世界各地の伝統的な治療法が見直され、生薬や自然医学への関心が高まっています。まさに最新医療の先端で指導に当たってきた著者が本書を著したことに、私はその意を察し、大きな感銘を受けております。厳しい生活環境の中で、私たちは体調不良、病気の予兆・発病と身体に不安を抱えています。これらへの対処と健康回復は、医療の問題だけではなく、あわせて私たちの自己責任と考えるべきだと思います。

今日、健康ブームを反映して、健康食品や栄養サプリメントの類が市場にあふれております。私たちにとっては今、これらの取捨選択がより重要になっているのです。その意味でも、本書が読者のお役に立つものであると確信しておりますし、また読者の方々のために何らかのお役に立つことができれば誠に幸いです。

二〇〇一年二月二三日

笠原　靖

●もくじ

I

はじめに

――ガンに対する驚くべき成果と化学的予防効果

この本は、赤紫色の花を咲かせるタヒボと呼ばれる神秘的な木〝タベブイア・アベラネダエ〟の樹皮の抽出物について、その驚くべき作用・効果に関する最新の情報および研究成果を書いたものである。

南米インカのインディオたちは、この木をタヒボと呼び親しみ、その抽出物をいろいろな病気と健康障害、とくにガンや糖尿病、関節炎の治療などに、〝民俗薬〟として一五〇〇年以上にわたり用いてきている。このタヒボ抽出物は、体内で健康維持に欠かせない生理機能と免疫力を向上させる働きをしているのである。

ここで示される抽出物の具体的なデータは、ガンの化学予防のみならず、治療が困難なヒト固形ガン細胞株に対し、増殖抑制と死滅作用を示している。主成分はNFDという化合物であることが明らかにされているが、これはアマゾン雨林の中でも、最適な土壌の条件を満たし、限定された地域で生育した樹木の内皮だけに、豊富に含まれている。

現在、タヒボ茶は健康食品に入っているが最良の栄養補助剤であり、最近使い始めた言葉では栄養（nutrition）と治療薬（pharmaceutical）を合わせた合成語、ニュートラシューティカル（nutriceutical）の一つと考えられる。

タヒボ茶およびその抽出物は、栄養補助剤として、誰でも健康的で正常な体内機能を維持し、各種疾病またはガン発症の予防のために、摂取あるいは飲用することができる。

もう一つのタヒボ抽出物の特徴は、通常、病院で受けている治療法やいろいろな医療用治療薬に加えて、補助剤として併用して摂取することが可能なことである。

ニュートラシューティカル（nutriceuticals）は、かなり幅が広くまた適切な言葉で、疾病の予防や治療などに用いられる健康医学に有益な食物、健康食品、医療食物などが含まれている。もともとニュートラシューティカルは、米国ＦＤＡの規正法に使われている健康補助剤と医用食物の両方を、一つの言葉で表現し共用するために、ステファン・L・デフィリコ博士が最初に命名したものである。

一九八〇年代、栄養剤の革命的ともいえる動きは、骨粗鬆症でのカルシウム補充、ダイエットの一つとしての繊維の摂食、および脳機能に必須であるとされる脂肪酸を含む魚油の摂食などに始まっている。

良質の栄養剤とは、健康または医療上の効用を保証するものであり、認知され確立した栄養剤は、その有効性をあらわすデータを十分持ち合わせている。たとえば、栄養剤として認められよく知られたものに、妊娠期間中の胎児に生じる神経管欠損の予防に効果が認められた「葉酸」がある。

1　ガンについての最新の考え方

ガンは、遺伝的要因、生活様式、そして環境ストレスなどが組み合わさり、それらの相互作用によって発症する。今日では、ガンは遺伝的疾患と見なされており、たとえば正常細胞が悪性腫瘍細胞に変化していく過程で、遺伝子上には多様な変化が起っている。

多くのガンは、いろいろな遺伝子が関係しており、これらの遺伝子の異常が重なることにより引き起こされる。たとえば大腸ガンの発症では、正常細胞が多段階の変化を経てガン化する過程で、少なくても五つの遺伝子の変化が必要とされている。つまり、一つの遺伝子異常の継続によってガン化するのではなく、むしろいくつかの遺伝子変化の蓄積が、ガンの発症・性質および悪性度を左右している

ガンは、すべての疾病の中で、私たちがもっとも恐れるものであり、しばしば死に至る病である。ガンは、日本と米国では死亡原因の第一位と第二位を占める疾患であり、一生を通じて男性・女性の三人に一人の割合で罹患する。

ガンの治療では、現在、放射線治療や化学療法のほかに、私たち自身が持っている生体修復能力や、防御反応である免疫力などを利用する、新しい治療方法の研究が精力的に行われている。

しかしながら、頸部ガンと肺ガンを除き、各種固形ガンの多くは、治療面で若干の進展があるものの、発病後の生存期間はあまり伸びていない。

一方、幼年期におけるある種の急性リンパ性白血病、成人のヘアリー細胞白血病およびその他非固形ガンは治癒する場合がある。しかし肺、脳、膵臓、大腸と腎臓に代表される固形腫瘍の治療は、今なお極端に困難である。

栄養・生活習慣および環境は、ガンに共通なリスク因子なので、ガンの種類によってはそのリスク因子が同定されれば、これらのガン発症の危険率は大幅に軽減されるはずである。

例示すると――

①喫煙は肺ガン発症のリスク因子である。

②米国では一九三〇年代の冷蔵庫の普及によって、食物保存剤である発ガン性化学物質の使用量が低下したため、それ以後胃がんの罹患率は低下した。

③B型およびC型肝炎ウイルス感染の低減により肝ガンが予防される。

④ヒト頸部ガンの原因となるヒトパピローマウイルスの診断で予防が可能になる。

⑤太陽光や紫外線に身をさらすことは、皮膚ガンとメラノーマ（黒色皮膚ガン）のリスク因子となる。

⑥遺伝的なリスク因子を把握する。

2　ガンに対してどんな予防対策があるのか？

ガンは、私たちにとって常に脅威である。今のところガンに対抗するには、予防に勝る戦略はなく、予防対策こそ治療、治癒過程を助けるための大切な方法である。ガンの予防戦略は、次の段階、すなわち一旦発症したガンを早期に発見するスクリーニング戦略が、より重要なことはいうまでもない。たとえば、米国の国立ガン研究所では喫煙を三〇％減少すると、ガンで死亡する割合が一〇％低下するだろうと推定している。

一方、乳ガンと頸部ガンでの広範なスクリーニングを行った結果、ガンによる死亡は確かに軽減したが、その減少率はわずかに三％であった。

タバコは肺、膀胱、口、咽頭、膵臓、腎臓、胃、喉頭、食道のガンと、おそらく大腸ガンにおいても、はっきりした危険因子である。タバコの煙は、多様な変異原性

（遺伝子を傷つける）物質と発ガン性物質を含んでおり、体内の抗酸化剤を消耗する作用もある。ちなみに、ガンになるリスクを低減させる因子としては、次のようなものがある。

〔ガンになるリスクを低減する因子は〕

①喫煙を避ける。
②果物と野菜の摂取を増やす。
③感染を避ける。
④太陽光および紫外線の照射を避ける。
⑤運動や肉体活動を増やす。
⑥飲酒および家畜肉の摂取を控える。

ガン患者は、とくに固形ガンなどで、従来の化学療法や放射線療法の治療を受ける場合、治療に伴う著しい副作用、つまり正常組織に対する毒性およびその傷害性のために、大変な苦痛を伴う。

今日では、このようなガン患者の多くは、生活様式を変たり、食生活の改善、あるいは治療法の変更を含めて、いろいろな選択肢を考えることができるようになっている。そのためには、患者個人個人が、自分の病気の特徴にあった情報を可能な限り得られるようにするべきである。

さらに、従来の治療法と新たに試みたい方法との相違、併用した場合の問題などについて、医師はその説明と情報開示をするべきである。

この本は、包括的な総論を目指したものではなく、タヒボ抽出物と呼ぶ興味深い栄養補助剤について、焦点を絞って解説・紹介するものである。すなわち、タヒボ抽出物のガンに対する化学予防効果と、種々の固形ガンの患者に使用したときのすばらしい成果について述べている。

II

タヒボの歴史とその使用法および原理作用

1　タヒボの起源と名称の由来

ブラジルにあるアマゾン熱帯雨林は、薬用植物の宝庫といわれ、数千種類にも及ぶ価値のある薬用植物が生育している。

南米の古代インカ帝国のインディオたちは、赤紫色の花を咲かせる特殊な木、学名〝タベブイア・アベラネダエ〟の存在に感謝の意を捧げていた。その木は病気を治癒する力をもっていることから、〝神からの恵みの木〟すなわち〝神の木〟と呼ばれている。

タヒボとは〝神の恵み〟の意味である。

この特別な樹木〝タベブイア・アベラネダエ〟は雨林ジャングルで自然に生育し、ブラジルにあるアマゾン川流域の奥地で発見された。このタベブイア・アベラネダエを、人工的に生育させることはきわめて難しい。黄色の花をもつタベブイア・カライーバが人工的栽培に成功しているが、この植物は天然に生育した赤紫色の花をもつ樹木ほど薬効は強くない。

アルゼンチン、ブラジル、ボリビア、パラグアイ、ペルーのインディオ種族は、一五〇〇年以上もの長い年月にわたり、タベブイアの樹皮から抽出した黒みがかった茶を、喘息、気管支炎、糖尿病、感染症および各種ガンと白血病を含むいろいろな疾病の治療に使用している。

インカ（Incas）の古代言語、クェチュア（Quechua）は、現在も住民たちによって受け継がれており、タベブイア種はタウアリ（Tahuari）と呼ばれている。

2 タベブイア・アベラネダエ樹木の多様性

タベブイア・アベラネダエは、ビグノニアセアス科（ノウゼンカズラ科）に属しており、およそ六五〇種類あり、一二五属の植物からなる。

これらの多くは、薬草として使われている上に、白、黄、オレンジ、ピンクおよび紫色などの美しい花のために、多くの人に非常に愛され慕われている。黄色い花を咲かせる木の花は、ブラジルの国花となっているが、これもタベブイア属に所属する樹木である。

ダベブイア属は、全米大陸に一〇〇以上、またブラジルで認められているだけでも二八種類存在する。これらタベブイア種の中で、白、黄、オレンジ色の花を咲かせる木はある程度の薬用作用をもっているが、赤紫色の花をもつ種類だけに、もっとも強力な薬効作用がある。

ウオルター・ラダメス・アコーシ博士（サンパウロ大学農学部名誉教授、ピラシカバ、ブラジル）によれば、薬草として使うのには、天然に生育する樹木が一番効果があるという。

類似のもので、ほかに紫色様の花をつけるタベブイア種としては、次のようなものがある。

（1）　タベブイア・ヘプタフィラ（Tabebuia heptaphylla）

（2）　タベブイア・インペチジノサ（Tabebuia impetiginosa）

（3）　タベブイア・イペ（Tabebuia ipe）

前記の三名称はタベブイア・アベラネダエと同義語と考えられている。

タベブイア・アベラネダエは、ブラジルの亜熱帯地域でよく育成し、そびえ立つ樹幹の高さは、三〇〜五〇メートルにも達する。最初は、樹木の樹皮が利尿剤とアストリンゼン（収斂剤）として使われていたが、ごく最近では、タベブイア・アベラネダエ抽出物の抗ガン作用が注目され、体内、細胞レベルでの研究がなされている。

京都大学の上田、京都府立医科大学の徳田、両博士は、ヒト由来の各種固形腫瘍と白血病の細胞株に対し、タヒボ抽出物が増殖抑制に効果があることを発表している。

『セカンドオピニオン』（SecondOpinion）と題する本の中で、著者のビル・ウエドは、ウオルター・ラダメス・アコーシ博士が研究中に、ノウゼンカズラ科二五〇以上の種類の中で、赤紫色の花をもち、樹皮の抽出物がガンに大変効果のある木を、一種類だけ発見したと述べている。

この樹木が、タベブイア・アベラネダエすなわちタヒボである。これ以外の同義語名には、アルゼンチンのタベブイア・インペチジノサとブラジルのタベブイア・ヘプタフィラという樹木がある。

3　タベブイア・アベラネダエ植物類の慣用名

これらの植物には、学名と合わせていろいろな慣用名がある。

（1）イペ（Ipe'）
（2）イペロキサ（Ipe' roxa）
（3）イペカバタン（Ipe' cavatan）
（4）イペコムマ（Ipe' comum）
（5）イペデサオパウロ（Ipe' de Sao Paulo）
（6）イペウバ（Ipeuva（Mato Grosso, ブラジル））
（7）アイペ（Aipe'）
（8）カバタン（Cavatan）

（9）グイライバ（Guiraiba）
（10）ラパチョコロラド（Lapacho colorado）
（11）パウダルコロキソ（Pau d'Arco Roxo（バイア州、ブラジル北部））
（12）パウダルコベルメルホ（Pau d'Arco Velmelho）
（13）ペウバ（Peuva）
（14）ペウバロキソ（Peuva Roxo）
（15）ピウバ（Piuva）
（16）クエライバ（Queraiba）
（17）ウペウバ（Upeuva）
（18）ラパチョモラド（Lapacho morado（アルゼンチン））
（19）ラパチョネグロ（Lapacho negro（アルゼンチン））
（20）ラパチョ（Lapacho（パラグアイ））
（21）タイジフ（Taijihu（Guarani インディアン、パラグアイ））
（22）タヒボ（Taheebo（古代インカインディオ、アマゾン流域））

以上のように、タベブイア・アベラネダエに類似した木がいかに多いかを、ここで再度、強調しておきたい。

正真正銘のタベブイア・アベラネダエは、赤紫色の花をもっており、タヒボ抽出物として用いられている種類である。繰り返すがタベブイアの別種類は、白、黄、あるいはオレンジ色の花をもっているものがあり、ある程度の薬効作用はあるが、赤紫色の花の種類にくらべて、その薬効価値はかなり低い。

4　タヒボ抽出物中に含まれる重要な活性物質

タベブイア属植物に含まれる活性のある化合物は、主に一群のナフトキノンとそのさまざまな誘導体であり、二〇種以上が同定されている。そのいくつかを、次に一覧しておこう。

①　ラパコール

②　ラパコール　メチルエステル
③　デオキシ　ラパコール
④　メナキノン―1
⑤　β―ラパコン
⑥　α―ラパコン
⑦　デヒドロ　ラパコンおよび⑧ラパチェノール：二量体キノン
⑨　タベブィン：アントラキノン群
⑩　2―メチルアントラキノン
⑪　2―ヒドロキシメチルアントラキノン
⑫　2―アセトキシメチルアントラキノン
⑬　アントラキノン―2―アルデヒド
⑭　アントラキノン―2―カルボン酸
⑮　1―ヒドロキシアントラキノン
⑯　1―メトキシアントラキノンおよび⑰2―ヒドロキシ―3―メチルアントラキ

ノン

⑱ 5－ヒドロキシ－2－［1－ヒドロキシエチル］－ナフト［2、3－β］－フラン－4、9－ディオン（NFD）

⑲ 8－ヒドロキシ－2－［1－ヒドロキシエチル］ナフト［2、－2－β］－フラン－4、9－ディオン

⑳ 2－アセトキシ－5－ヒドロキシナフト［2、3－β］フラン－4、9－ディオン

上田博士は、タヒボ茶すなわちタベブイア・アベラネダエの樹皮から、前記のNFD（2－［1－ヒドロキシエチル］5－ヒドロキシナフト［2、3－β］フラン－4、9－ディオン）と呼ぶ、新しい抗ガン作用をもつ化合物の単離に成功している。

5　樹皮の内皮から得られるタヒボ茶と木部との有効成分の相違

［NFDの化学構造式］

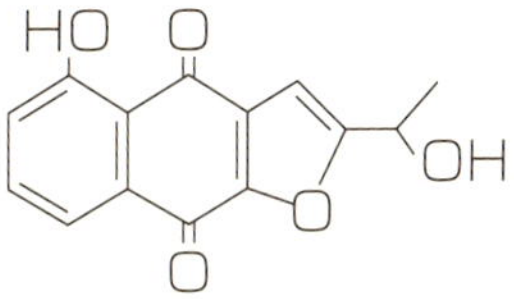

この両者には、含まれる有効成分に大きな相違がある。つまり、木の木幹部は樹皮には含まれていないラパコールが、約二％から七％含まれている。

上田博士による薄層クロマトグラフィー（固層にSiO_2、展開溶媒にエチルアセテートとトルエンの混合物を使用）を用いた実験の結果、樹皮から得られるタヒボ茶の抽出物では、ラパコールは検出されていない。これは大変重要な結果である。

日本のパイオニアであるタヒボジャパン株式会社では、一貫してタヒボ茶は樹齢三〇年以上の樹皮の内皮七㎜部分だけを用いて、タヒボ茶を製造している。つまり、木部は一切使用していない。タヒボ茶の主な有効成分は、上に示すＮＦＤである。

上田・徳田両博士と共同研究者たちは、その後、このＮＦＤ化合物の米国および日本での特許を取得した。

特許で発明者が述べているように、タヒボ茶からの単離したＮ

FDは、ラパコールと異なり、副作用のリスクが少なく、さまざまなタイプのガンに対し、すぐれた抗ガン作用を示している。

NFDに先駆けて注目された抗ガン作用をもつ化合物、ラパコールは、同様の木の心材部から二%から七%の濃度で発見されており、この化合物の研究もなされている。

ラパコールは、ワーファリンナトリウムと似た血液の抗凝固作用をもっている（抗凝固剤は、血液が固まるのを遅延あるいは抑制する物質）。ワーファリンは、腫瘍の増殖速度を遅らせるので、進行ガンの治療に使われている。

フィブリン蛋白は腫瘍細胞を囲んで覆い、その腫瘍細胞を守り、そして新しい血管の発達（血管新生）を促す。理論的には、ワーファリンはフィブリン形成を阻害する。したがって、ウエイン・マーチン博士によれば「ラパコールは、ワーファリン様作用による腫瘍増殖の阻害特性をもっている」可能性がある。

6　NFDの特性とは何か

上田・徳田両博士および共同研究者の発明は、米国特許（US 5663,197：一九九七年九月）および日本特許（特許第2669762号：一九九七年七月）として登録され、そこにNFDの特徴が詳細に記載されている。

NFDは、ヒト腫瘍細胞株を用いた基礎研究で、これら腫瘍細胞に増殖阻害効果をもつことが示されている。次の腫瘍細胞株では、細胞を死滅させる効果も認められた。しかし、最後にリストされている四種の正常細胞に対しては、きわめて阻害効果は弱い。

（a）ヒト肺腺ガン VMRC-LCD 細胞
（b）ヒト肺腺ガン SK-LU-1 細胞
（c）ヒト大腸腺ガン WiDr 細胞
（d）ヒト前立腺ガン LnCaP 細胞

NFD の米国特許証書

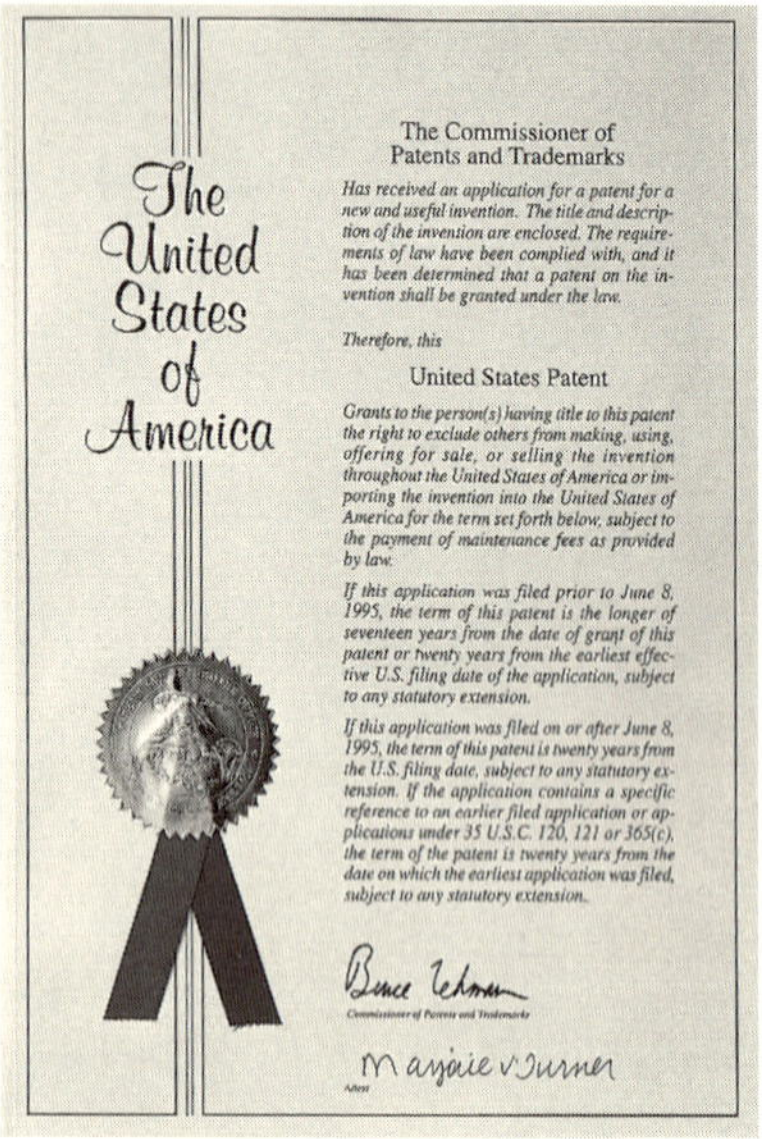
The United States of America

The Commissioner of Patents and Trademarks

Has received an application for a patent for a new and useful invention. The title and description of the invention are enclosed. The requirements of law have been complied with, and it has been determined that a patent on the invention shall be granted under the law.

Therefore, this

United States Patent

Grants to the person(s) having title to this patent the right to exclude others from making, using, offering for sale, or selling the invention throughout the United States of America or importing the invention into the United States of America for the term set forth below, subject to the payment of maintenance fees as provided by law.

If this application was filed prior to June 8, 1995, the term of this patent is the longer of seventeen years from the date of grant of this patent or twenty years from the earliest effective U.S. filing date of the application, subject to any statutory extension.

If this application was filed on or after June 8, 1995, the term of this patent is twenty years from the U.S. filing date, subject to any statutory extension. If the application contains a specific reference to an earlier filed application or applications under 35 U.S.C. 120, 121 or 365(c), the term of the patent is twenty years from the date on which the earliest application was filed, subject to any statutory extension.

Bruce Lehman

Commissioner of Patents and Trademarks

Marjorie V. Turner

Attest

NFD の日本特許証書

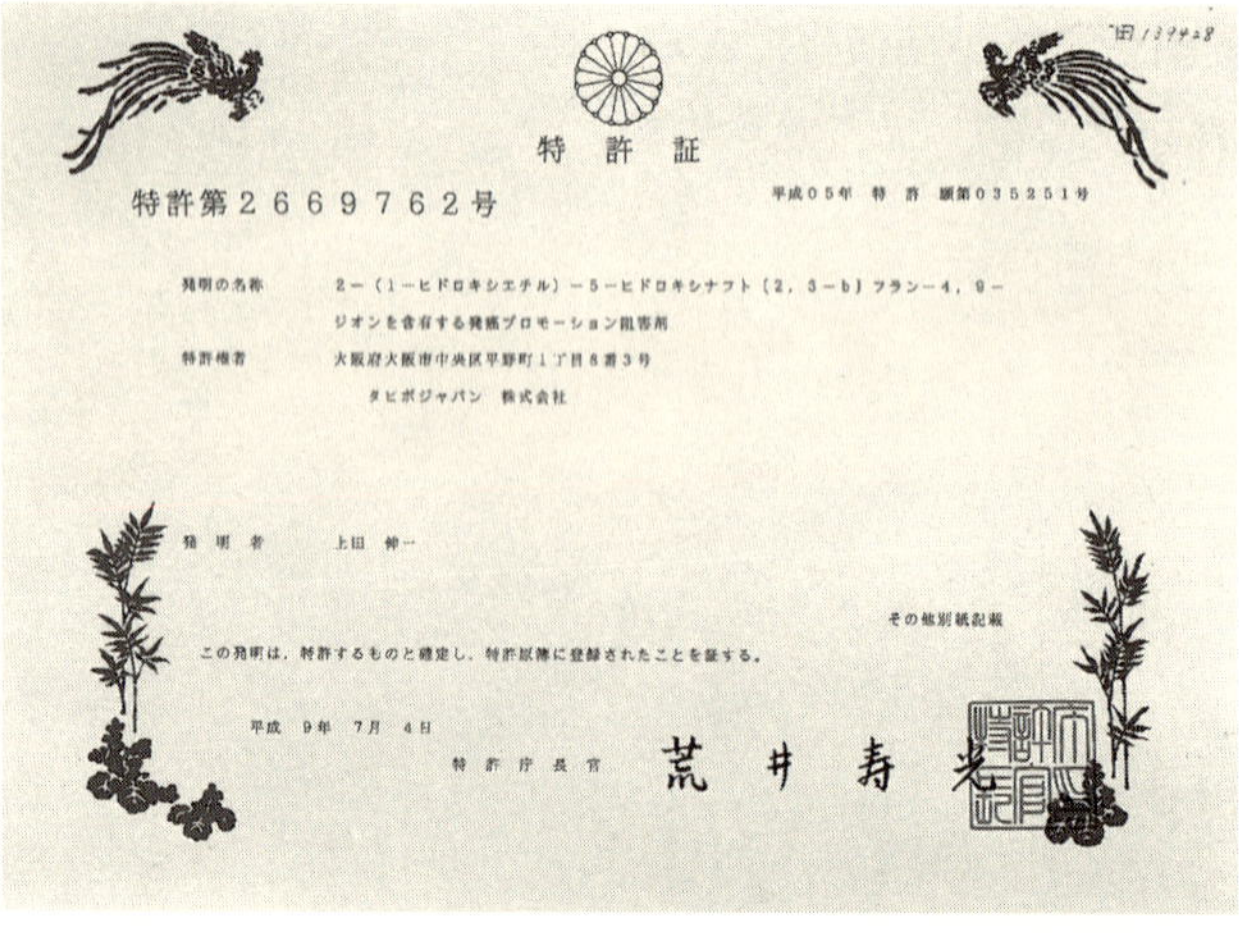
特許証

特許第２６６９７６２号

平成０５年 特 許 願第０３５２５１号

発明の名称　２－（１－ヒドロキシエチル）－５－ヒドロキシナフト〔２，３－ｂ〕フラン－４，９－ジオンを含有する発癌プロモーション阻害剤

特許権者　大阪府大阪市中央区平野町１丁目８番３号
タヒボジャパン　株式会社

発明者　上田　伸一

その他別紙記載

この発明は，特許するものと確定し，特許原簿に登録されたことを証する。

平成　９年　７月　４日

特許庁長官　荒井寿光

（e）ヒト膣扁平細胞ガン A—431 細胞
（f）ヒト子宮頚ガン HeLa 細胞
（g）ヒト胆管ガン HuCC-T1 細胞
（h）ヒト悪性B細胞リンパ腫細胞
（i）ヒト慢性骨髄芽細胞性白血病 K—562 細胞
（j）ヒト膵臓ガン ASCP—1 細胞
（k）ヒト神経芽細胞腫 IMR—132 細胞
（l）ヒト肺小細胞ガン SCCH—194 細胞
（m）ヒト泌尿器膀胱ガン T24 細胞
（n）ヒト腎臓細胞ガン VMRC-RCW 細胞
（o）ヒト甲状腺ガン 8305C 細胞
（p）ヒト乳ガン MRK—nu—1 細胞
（q）ヒト胃ガン NUGC—2 細胞
（r）ヒト肝ガン HUH—1 細胞

（s）　ヒト卵巣ガン TYK-nu 細胞
（t）　ヒト絨毛上皮ガン BoWo 細胞

（u）　ヒト正常繊維芽細胞 N6KA 細胞
（v）　ヒト正常気管上皮細胞
（w）　ヒト正常末梢血リンパ球細胞
（x）　ヒト正常腎臓細胞

これら種々のタイプの悪性腫瘍に対するＮＦＤの増殖抑制作用と致死活性効果は、九六穴マイクロプレートの各ウエル中にＮＦＤを加えた後に、生存する細胞数を計算することによって評価した。もちろん、ＮＦＤを加えないで培養した細胞の増殖を比較コントロールに用いている。

ＮＦＤの急性毒性を示すＬＤ50値（致死用量：増殖抑制により、五〇％の細胞が死滅する濃度）は、全悪性腫瘍と血液性新生物（血液細胞ガン）に対して五・五ng／ml

から二五ng／mlの範囲内にあることがわかった。
一方、培養溶液中で三日間NFDにさらした正常ヒト細胞に対するLD50値は五五ng／mlから八四ng／mlの範囲であった。この値の差は、正常細胞に対しては、腫瘍細胞株への阻害致死効果に必要なNFD濃度二五ng／mlの二〜三倍もNFDが必要であることを示している。

さらに、上田博士と共同研究者は、動物実験においてNFDの効果を検討し、以下の事実を発見した。

（1）　4―ニトロキノリン―N―オキシド（4-nitroquinoline-N-oxide）による肺ガン例：4―ニトロキノリン―N―オキシドをマウス腹腔内へ注入し、あわせて経口投与を行う二段階プロトコールの化学的誘導により発症した肺アデノーマ。
肺アデノーマ発症マウスにおいて、NFD経口投与三〇週間後のマウス群では、対象の非投与群に比べて、その投与群の三分の一で、肺アデノーマの顕著な減少あるいは抑制がみられた。

（2）　化学発ガン物質によって発症した研究モデルのマウス皮膚ガン例：ガン治療薬としてＮＦＤを一日三回経口投与したとき、腫瘍増殖が著しく阻害された。

以上のように、ＮＦＤはガンの種類によらず抗ガン効果を示す、副作用の少ない良好な抗ガン剤であり、あわせてガン発症後の増殖段階を阻害することも報告されている。

〈化学予防の目的〉

化学予防の目的は発症率を低下させることであり、ガンを発症した患者の治療と別である。

しかし化学予防剤は、同時にガンの進行や悪性化を制御する作用がある。化学予防剤は毒性がなく、果物、野菜や飲料のような食べ物から採れる効力のある天然化合物が望ましい。

7　タヒボ抽出物の生物学的作用のメカニズムは何か？

タヒボ茶に含まれるＮＦＤを始めとする各種キノン類は、以下の（1）から（9）に示す作用をもっている。

（1）抗酸化作用
（2）抗腫瘍活性
（3）抗マラリア活性
（4）肝ミトコンドリアの電子輸送の阻害剤として、酸化的リン酸化の脱共役剤
（5）トポイソメラーゼⅠ（ＤＮＡ修復に関与する酵素）の活性化剤
（6）致命的なＤＮＡ損傷の阻害
（7）抗凝固作用
（8）ガン細胞の自然死の誘導
（9）血管内皮細胞の増殖抑制

詳細は後に述べるが、タヒボの樹皮抽出物中にラパコール（Lapachol）が、ほとんど存在しないことは特筆すべきことである（日本のタヒボジャパン社から、この樹皮のみを用いたタヒボ茶が、商品として販売されており、購入可能である）。

抽出物の主要含有物は、抗酸化作用および化学予防効果をもつ化合物の混合物である。さらに、ナフトキノン類、ヒドロキノン類などの化合物の多くは、ＮＦＤで観察される効果と同様な効果をもっている。つまり、タヒボ樹皮抽出物がもっている生物学的効果の特徴は、ガンを抑制する化学予防効果とガン細胞を殺傷する作用をあわせもっていることである。

宮城県立ガンセンター免疫学部長の海老名博士は、最近、タヒボ抽出物がヒト血管内皮細胞増殖を抑制すること、およびヒトガン細胞のアポトーシス（細胞の自然死）を引き起こすことを発見し、報告している。

彼らは、マウスの白血病細胞が転移した肝ガン細胞巣の中に、タヒボ抽出物を注入することによって、この転移ガン巣での腫瘍塊の数が減少したことも、報告している。〇・一mlのタヒボ抽出物を三日間注入投与した場合、この抽出物の注入用量に依存して腫瘍塊は減少した。観察した多数の例において、ヒトのガンに対するタベブイア・アベラネダエ抽出物あるいはタヒボ抽出物のガン抑制効果は、後述するように個体差によって多少異なる。

〔報告の要旨〕

〝合成薬（Western medicine）〟あるいは、〝漢方薬（Chinese medicine）〟でもない〝新治療薬（Integrated medicine）〟の効果―タヒボ抽出物の抗腫瘍作用―

海老名　卓三郎（宮城県立ガンセンター）

〔日本代替相補伝統医療連合会議年会（補冊）、二〇〇〇年六月三日、東京、日本〕

海老名博士は、タヒボ抽出物を実験的モデルマウスの転移ガンに対する抗腫瘍剤として使用し、マウス腫瘍モデルにおいて、タヒボ抽出物が腫瘍細胞の増殖抑制および浸潤抑制することを明らかにした。

さらに同博士は、タヒボ抽出物が〝ヒト腫瘍細胞〟においてアポトーシスを誘導することもあわせて報告した。アポトーシスとは〝細胞の自主的な自然死〟を意味する。同博士はまた、タヒボ抽出物がヒト血管内皮細胞の増殖を抑制し、その結果ガンの悪性化に関わる血管新生を抑えることも観察している。

これらの結果は、タヒボ抽出物から発見された重要な化合物NFDが、きわめて効果があるとした、上田博士の実験報告における生物学的効果とも一致している。

8 樹皮内皮を用いたタヒボ抽出物の体内投与試験および臨床研究はなされているのか

NFDは、タベブイア・アベラネダエ抽出物（タヒボ抽出物）から単離されたが、純品の形で単離されているNFDは、治療用薬物の扱いになるため、治療薬としてはヒトガン患者に対する臨床的な投与試験はまだ行われていない。対照試験として動物での試験は行われているが、臨床研究用の科学的プロトコール下における、ヒトガン患者による臨床試験ではない。

上田・徳田両博士と共同研究者たちは、化学的に発症させたマウスの皮膚ガンに対し、タベブイア・アベラネダエ抽出物が効果的に抗腫瘍性および増殖抑制作用を示したと報告している。

彼らは、その研究成果を一九九八年七月、フロリダ州、オーランド、コロラド・スプリングリゾートでの第三九回米国薬学会の会合で発表した。

〔発表の要旨〕

タベブイア・アベラネダエ抽出物は、化学発ガン剤で発症させたマウス皮膚ガンの抑制効果を示した。

海老名・窪田・小鎌博士は〝タヒボ抽出物（タベブイア・アベラネダエ）の抗転移性作用〟を Biotherapy（一二巻、四九五～五〇〇ページ、一九九八年）に報告している。

腫瘍細胞（Meth-A）をマウスの左右脇腹（左側：10^6細胞、右側：2×10^5細胞）に皮内注射で投与した。これらのマウスに、〇・一mlのタヒボ抽出物（ナフトキノン：二五ng／ml）を投与後、続いて三、四、五日と右脇腹へ注入した。対象となる同じ腫瘍細胞がある左脇腹には、タヒボ抽出物を注入していない。

研究者たちを驚かせたのは、注入した右脇腹だけではなく、タヒボ抽出物を直接注入していない左脇腹においても、タヒボ抽出物の腫瘍増殖抑制が認められたことである。

海老名と共同研究者たちは、活性化マクロファージと好中球がタヒボ抽出物と相互作用した後に、免疫抑制を示し、かつ直接にタヒボ抽出物投与をまったく受けていない反対側にも、産生された腫瘍増殖を抑制する、酸性蛋白質が作用したものと結論づけた。

9　タヒボ抽出物のヒト患者に対する実際の投与例は存在するのか

以下に示すように、健康食品としてのタヒボ抽出物の患者への投与は行われている。

（A）大山博士は、一五名の末期ガン患者について投与例を報告している。

タヒボ抽出物投与、一カ月後の結果は

＊食欲改善：一五例中一二
＊疼痛軽減：九例中五
＊睡眠改善：一五例中七
＊改善感覚：一五例中一一
＊体重増加：一五例中一三
＊便通改善：一二例中六
＊排尿改善：一二例中七

＊患者の満足度：一五例中一二
＊医師による改善の確認：一五例中一〇

（B）　五〇歳の患者一名の細胞性免疫機能に対するタヒボ抽出物六カ月投与では、患者の免疫機能を反映するリンパ球マーカー、OKT3、OKT4、OK8を測定した結果、タヒボ抽出物を経口投与後、それぞれ三カ月後と六カ月後のすべてのマーカーが、投与前より二四％〜二六％増加した。この結果は、タヒボの投与で免疫機能に関連するリンパ球が増加したことを示している。

10　タベブイヤ・アベラネダエ［タヒボ］の活性成分の一つとして研究されたラパコールの特性

前述のように、ラパコールは樹皮から得られるタヒボ茶には検出されないが、木部には二％から七％の濃度で含まれている。その構造は、ホッカーによって一八五七年に同定され、一九二七年に合成された。

ラパコール（Lapachol）は、ワーファリン（Warfarin）と同様な血液の抗凝固作用をもっている（抗凝固作用物質は、血液凝固を遅延させる、あるいは抑制させる作用をもつ物質である）。

ワーファリンは、腫瘍の成長速度を遅らせる目的で、進行ガンの治療に使われる場合がある。理論上、ワーファリンは腫瘍細胞の周囲を覆い、腫瘍それ自身を守るフィブリンの形成を阻害するものと考えられる。

さらに、フィブリンは新しい血管形成を誘導する（血管新生）。ウエイン・マーティン博士は、このようなワーファリン様の作用によって、ラパコールは腫瘍形成を抑制する特性をもつものと述べている。

また、ラパコールは、酸化的リン酸化の脱共役剤として知られており、抗腫瘍活性をもっている。カルシノーマ、ザルコーマ、白血球細胞株などに対する抗ガン作用のほかにも、抗生剤作用と抗マラリア作用をもっている。

米国の国立ガン研究所は、ラパコールの第一相の経口投与試験を実施し、一九六七年に報告している。

進行性腫瘍の患者一九例と再発した白血病患者二例に、一日に二五〇mgから三七五〇mg用量のラパコールを経口投与した結果、転移性乳ガン患者一例で、数箇所ある骨傷害のうちのひとつに退縮がみられた。しかし、ラパコールの経口投与量（一五〇〇mgまたは以上／日）を多くすると、副作用である悪心、嘔吐、出血傾向が生じた。

一九七〇年に、米国国立ガン研究所は、新薬としてのラパコールの臨床治験研究を中止している。

11　米国国立ガン研究所のラパコール研究に対する評価と問題点

最初に、タベブイア・アベラネダエから得た高用量のラパコールが投与されていたということである。

第二番目は、ブロック博士が、問題となったラパコールの抗凝固作用はビタミンK

の投与で抑制されるであろう、と指摘している。

ここでは省略するが、ラパコールとビタミンＫは、化学構造がきわめて類似している。

また、抽出物から単離された単一化合物の研究結果の問題点は、単品と混合物作用とは作用が異なり、単品の効果が混合物のそれと必ずしも一致しない点である。

12　ラパコールのような単離化合物と全抽出混合物との効果の相違

これは、生薬の不思議な効用について、たえず問われてきた問題である。

たとえば、スコットランドの最近の研究は、抽出物中の一二あるいはそれ以上の異なるキノン類は、単離したラパコールよりも、治療上より効果があることを示している。

これらの薬効植物中の薬用成分は、種々の化合物がたくみに相乗作用をし、生物学的活性を発揮するものと考えられている。

［重金属の分析］

元素	試験結果	検出濃度限界	分析方法
ヒ素（AS203）	検出不可	0.1 ppm	DDTC－Ag原子吸光分析
鉛	検出不可	0.05 ppm	原子吸光分光法
カドミウム	検出不可	0.01 ppm	原子吸光分光法
総水銀	検出不可	0.01 ppm	還元水銀気化原子吸光光度法
アルミニウム	検出不可	0.01 ppm	原子吸光分光法

13 タヒボ茶にはラパコールや有害金属成分が含まれているのか

〔ラパコールの分析〕

上田博士の研究室で、タヒボ樹皮の抽出物が分析され、以下の重要な結果を得ている。

（1）タヒボ樹皮抽出物の薄層クロマトグラフィー分析によって、ラパコールは検出されなかった。

（2）博士は、タヒボ樹皮抽出物中に顕著な含有量のNFD存在を発見した。

〔重金属の分析〕

一九九一年一〇月六日に、東京の食品分析センターにおいて、タヒボ抽出物に含まれる重金属が分析された。

タヒボ抽出物が、検出濃度限界以上のヒ素、水銀、アルミニウムなどの有毒金属を含んでいないことは特筆すべきことである。つまり、タヒボ抽出物は、有意に検出できるレベルの鉛、ヒ素と水銀などの毒性金属をまったく含んでいないのである。

14　通称タヒボ茶およびその類似製品として発売されているものから、真の赤紫色の花をもつタベブイア・アベラネダエを見分けるための注意点

現在は、かなりまぎらわしい状態で、〝パウダルコ〟〝イペ〟あるいは〝ラパチョ〟の名で多くの関連製品が市場で売られている。

〝パウダルコ〟〝ラパチョ〟あるいは通称〝タヒボ〟の長期使用者に対して、生化学

者・ウエイン・マーティンは「〝偽物〟のパウダルコが市場に蔓延している。だから、購入者はそれに気づいてほしいと感じている」と述べている。

『新しい正真正銘の薬草』の著者、バロ・タイラー博士によれば、たとえ〝ラパチョコロラド〟または〝ラパチョモラド〟の商標が貼ってあっても、米国内で販売されているパウダルコ薬草茶のいくつかは、けっしてタベブイア属樹木に由来するものではない。むしろ〝テコマ　クリオリス〟樹皮に由来するとパッケージに記載のあるものが、同じ特許範囲のタベブイア科に属するものであると述べている。

日本の大阪にあるタヒボジャパン社のタヒボ茶は、三〇年あるいはそれ以上の年月、天然に生育したタベブイア・アベラネダエの樹皮の内皮からのみで製造されている。この製品からは、ラパコールは検出されず、また有害重金属類も検出されていない。

15　タヒボ抽出物はどんな医療目的に使われてきたのか

最初は、利尿剤およびアストリンゼントとして使用された。その抽出物は、広範な医療目的に使用されている。

タベブイア・アベラネダエ抽出物での治療が報告されている疾病は、次のとおりである。

ガン、ホジキン病、

皮膚ガン、白血病、

梅毒、糖尿病、リウマチ、筋痛症、

皮膚病および多くの感染症

現在、タヒボ薬草茶は、健康的な肉体機能を維持し、健康で正常な免疫系機能を維持するのに、ごく一般的に使われている。そして、ガン、糖尿病、関節炎を含めて、さまざまな病気をもっている患者たちは、タベブイア・アベラネダエ樹皮抽出物の使用によって有益な効果が得られたと感じている。
タベブイア・アベラネダエ樹皮の内皮パウダーは、石油系のオイルやラノリンと混ぜることにより、局所に適用できる。局所的な使用では、潰瘍、切り傷、各種潰瘍、ガン性潰瘍と乾癬に効果があると報告されている。また、タルク（骨石）パウダーと混合して襁褓皮膚炎に適用できる。

薬効目的でタヒボ抽出物を適用することに関しては、ウオルター・ラダメス・アコーシ博士が、ポルトガル語で書いた本および日本語翻訳された題名『タヒボ』の本の中で、とくに強調され議論されている。初版は一九八八年に発行され、第二版が一九九四年に出版された。この本では、タヒボ抽出物を使用したガン患者の多くの検証例や成功例が示されている。

16　タヒボ抽出物の摂取と飲用の安全性

タヒボ抽出物であるタヒボ茶の毒性は非常に少ない。体重一kg当たり二〇〇〇mgのタベブイア・アベラネダエ抽出物をラットに経口摂取させたところ、雄・雌ラットともに何の毒性も観察されず、死亡例もゼロとの実験結果を得ている。

これに相当するヒトの投与量は、体重七〇kgあたり一四〇gの抽出物量になるが、ラットが摂取した量は、ヒト患者一日の摂取用量をはるかに上回り、タヒボ茶粉末の一・五kgに相当する。

17　ガンの化学予防に使用されている緑茶抽出物の成分

緑茶抽出物は、カメリア植物の葉から取得しているが、この植物茶はアジアの熱帯および温暖地域で広く栽培されている。

煎じた緑茶のおいしさの主成分は、ポリフェノール、カフェイン、数種のアミノ酸である。煎じた緑茶のわずかなアストリンジェントと苦味は、このポリフェノールに由来している。

緑茶ポリフェノール成分は、六種類のカテキンとその誘導体からなり、エピガロカテキンが主要構成成分である。ポリフェノールは、高等植物の二次的代謝産物として造り出され、次の二群に大別される。

（1） プロアントシアニジン

（2） 没食子酸またはヘキサヒドロキシジフェン酸とこれらの誘導体にもとづくポリエステル

18 緑茶に存在するポリフェノールの機能および作用

緑茶ポリフェノールは、強力な抗酸化作用をもっており、食用油の酸化または赤色食物の退色を防ぐことができる。

さらに、緑茶ポリフェノールが示す生化学的な活性としては――

（1）細菌の突然変異の抑制
（2）虫歯の予防
（3）抗ウイルス活性
（4）ガンの化学予防作用

などがある。

化学予防は、ガン罹患率を低下させることはできても、ガン治療とは異なる。しかしさまざまのモデル動物試験で、緑茶ポリフェノールは食道、胃、肺、肝、膵臓、乳などの種々の器官に対して、明らかに抗腫瘍活性を示している。

緑茶ポリフェノールの化学的および生化学的機能には――

（1）抗酸化作用
（2）発ガン物質の消去作用
（3）体内での亜硝酸反応の阻害とα―ニトロソ化合物形成の抑制

（4）腫瘍の発症および促進に関わる生化学的シグナルの阻害などが上げられる。

19 タヒボ抽出物と緑茶抽出物の相違

緑茶すなわち植物カメリアの葉は、まず各種ポリフェノールを有し、広い作用をもっている。したがって、緑茶抽出物はガンに対する化学予防作用および抗酸化作用をもつことが明らかになっている。ただし、ガンに関しての強い作用はまだ報告されていない。

しかし、最近Ｃａｏ＆Ｃａｏはヒヨコの奨尿膜を用いた実験で、緑茶のカテキンの一種、ＥＧＣＧがガンに関わる血管新生と血管内皮細胞の成長を抑制することを報告している。

一方、タベブイア・アベラネダエ樹皮の内皮から得られるタヒボ抽出物は、抗酸化剤を含み、その化学予防活性に加えて、非常に強力な抗腫瘍抑制活性を示す多くのナフトキノン誘導体、とくにＮＦＤを含んでいる。

タヒボ抽出物は、体外試験で抗腫瘍性の増殖阻害活性をもつとともに、多様なヒト固形ガン細胞を致死させる活性をもつことが実験で証明されている。したがって、タヒボ抽出物は現在、おもにガンと確定診断された患者に使われているケースが多い。

緑茶抽出物も、これらの患者に対して、タヒボの補完的な効果を示す可能性が高い。しかし、緑茶抽出物は現時点では、タヒボ茶のようなガンの成長抑制と殺傷作用に対する確立したデータは示されていない。

III

畠中平八社長［タヒボジャパン社の創始者］との対談

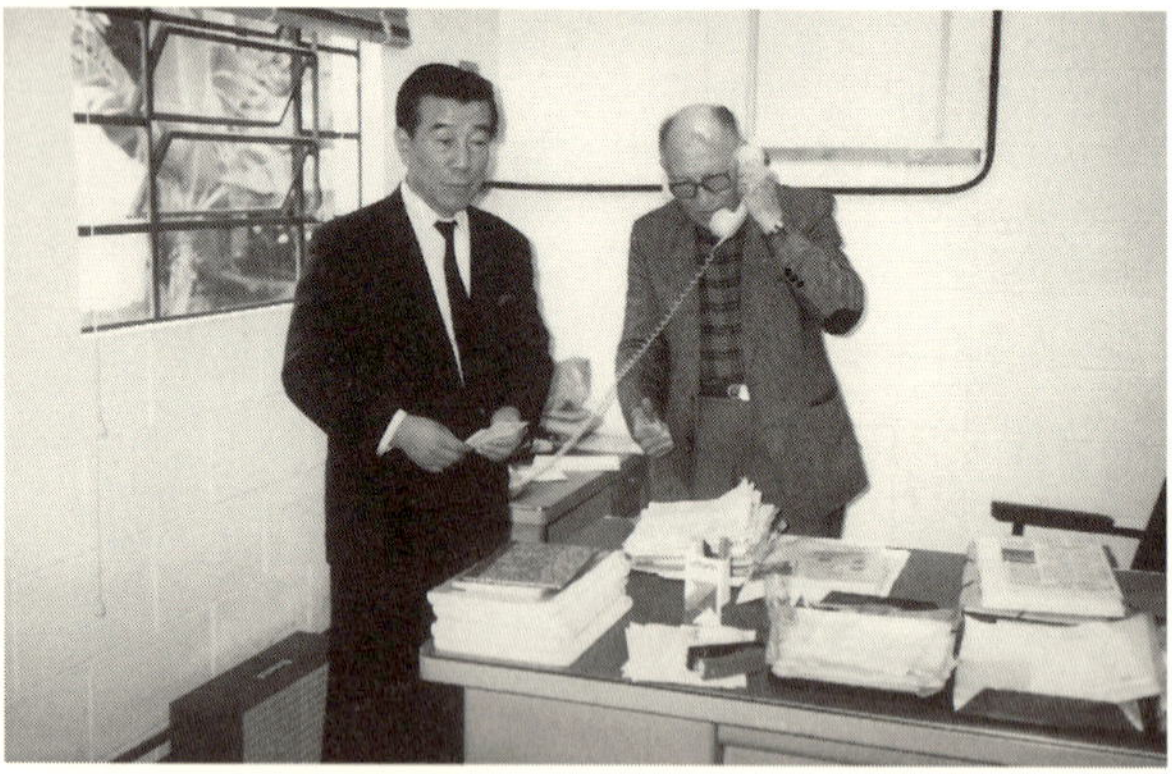

アコーシ博士と畠中平八社長

〔対談にいたる経緯〕

私は常づね免疫能力を高め、ガンを抑制する作用がある機能的健康食物に興味をもっていて、その研究中にタヒボ茶の存在に出会い、日本と米国でその特許（日本では一九九七年四月、米国では一九九七年二月に公告となった）が成立していることを知った。そして、日本を訪問した際に、タヒボジャパン社を創設した、特許所有者でもある畠中平八社長さんに面談する機会を得たのである。

以下のインタビューは二〇〇〇年四月一三日に、著者のロバート・M・ナカムラ・MD自身によって行われたものの要旨である。

Q1：畠中さん、あなたは悪性の大腸ガンの病歴があり、それの手術による切除後に再発したということですが、その時の経緯と病状についてご説明ください

A：当時、私は体調の悪化を強く感じ、病院で検査を受けました。その結果、担当医からガンの疑いがあることを知らされたが、仕事でやるべき重要な課題が山積していたため、その後約六カ月もの間にわたり、検査も治療もしない選択をするという結果になりました。

体の調子がさらに悪化しはじめ、一九七九年からは体力だけでなく、精神状態も含めて最悪な状態になりました。やむをえずまた病院に行き、一九七九年四月一七日に外科手術に同意しました。

手術は大手術となり六時間半にも及びました。腹膜癒着とクローン病も合併していたとのことです。ガンは直径およそ九～一〇㎝の悪性のアデノカルシノーマで、小腸

の一部、盲腸、大腸およびS字結腸一五㎝を摘出しました。

ICU室での二日間の滞在をへて治療し、回復後に病院から退院しました。病理報告によると、径一〜二㎝の大腸ガンのリンパ節転移が認められています。退院後はまた、もとの生活様式、つまり仕事に忙殺され、多飲とお祭り騒ぎの悪習慣に戻ってしまいました。

最初の手術から、およそ六年半後の一九八五年、六五歳の時に食欲がなくなり、極端な疲労を感じるとともに、起き上がることができないほど体調が悪化しました。ガンが再発したと確信し、最悪の場合なども頭をよぎり、私はあの大手術に、再度立ち向かう勇気を出すことができなかったのです。

Q2：タヒボ抽出物を見つけ出し、どのようにご自身を治療したのですか？

A：私は慈悲の仏、観音様を信じており、証券業時代の危機の際に、幾度か相場の予想で救われています。こんなとき、証券業時代から私の相談相手で人生の師と仰いでいる人から、次のようなことをいわれたのです。

「あなたの背後には観音様の像が立っている、二カ月ぐらいの間に、食べ物に関係のある仕事が東の方からやってくるだろう、それに取り組みなさい」

それまで、私の関わった職業は食品関連とまったく無縁で、株式市場が主であったわけです。一九八五年、それから二カ月後、たまたま大阪で催された展示会のような集まりに出席した時のことです。偶然にも、そこでタヒボ茶を私に紹介してくれた米国からきた紳士に出会ったのです。

私は師にいわれた〝神託〟のことだと閃きました。私は早速、自身のガンに効果があるかどうか試みました。乱暴にも最初から、推奨されている適量の五倍量を飲んでみたのです。驚いたことに、その摂取後三日目には、体調が回復しつつあると実感し、飲酒、食欲、さらには性欲までも回復してきたと感じました。

Q3：タヒボジャパン株式会社を創設した時期とその動機は何ですか？

A：私は、タヒボを飲んで、何かとてつもないことが起こったと実感しました。またタヒボは私の場合のように、ほかのガンの犠牲者を救うことが可能であり、商売的にも可能性があると確信しました。

一九八五年、タヒボに出会って数カ月後に会社（タヒボジャパン株式会社）を設立し、生産を開始して〝タヒボ茶〟を市場に出しました。同時に、二人の医学者を伴い、自らブラジルへ行き、事業拡大を検討するためのR／D（研究開発）活動を始めたのです。私は、この製品の市場への上市を短期間で達成した事実を、大いに自負しています。

Q4：タヒボ茶のあなたの健康への効果および摂取方法はどんなものですか？

A：一九八五年の遭遇以来一六年間にわたり飲み続けています。現在も毎日、タヒボ茶として飲んでいます。その後、ガンの再発の兆候もまったくなく、健康そのものです。

なお、現在八〇歳になりますが、現役で社長をしています。

Q5：経験したガンのほかに、タヒボ茶で期待される疾患と健康障害への効果はどうでしょうか？

A：タヒボ茶は、主にガン患者に使われていますが、感染症・糖尿病・前立腺肥大症のような他の病気にも、効果があると期待されます。

他には、私自身が激しい火傷を負ったとき、タヒボ茶パウダーを塗ったところ、その回復の早さに驚きました。病気に対する効果とは別に、私は健康の保持と若返りにも効果的であると信じ、以来、毎日欠かさずにタヒボ茶を飲み続けています。

Q6：タヒボ茶によって救われた人の人数はどのくらいになりますか？

A：タヒボ茶が商品化されてから約一六年が経過し、総数で一〇〇万人以上の人びとが飲んだことになります。幸いにも、副作用、あるいは不満または返品にいたるケースは一例もありませんでした。

Q7：タヒボジャパン社の将来の戦略と抱負をお聞かせください

A：今日まで長期にわたる膨大な使用経験とその記録から、タヒボ茶の有用性はすでに認められており、まずガン患者の治療に併用され、使用されています。

私の目標は、その適用範囲を広げることと、他の分野への応用です。当面は石鹸、化粧品への応用、次に今までのタヒボ茶のような科学的根拠にもとづいた機能健康食品の開発を行うことです。

私たちは、個人の健康とよりよい人生に相乗効果をもたらすような、製品を開発したいと切望しています。

IV

タヒボ茶効用の検証における大切な要素

以下に述べる数々の検証例は、タヒボ茶を飲用した人びとの調査によって得られた事実を集積したものである。検証例の個人名や報告書は、すべて大阪に本社があるタヒボジャパン株式会社にファイルされている。タヒボを飲用した対象患者は、ガンの例のように、その種類や臨床症状は実に多種多様である。

なお、検証例における摂取量は、すべてタヒボ茶粉末量で表示している。顆粒（エッセンス）を使用した場合もタヒボ茶粉末に換算してある。

検証例を正しく評価あるいは理解するためには、次の点に注意しておく必要がある。

（1）はっきり証明されていない因子

検証例を評価するときに考慮すべき因子の中に、精神面あるいは姿勢の問題がある。本検証例の多くは、患者が生きたいとの強い意志と、ガンや他の病気に打ち勝つために新しいことに挑戦しようという気概をもっていたことを付け加えておきたい。

一方、ビル・ウイドは著書『セカンドオピニオン』の患者経歴の中で、腫瘍の再発が防止され、ガン患者が安定した小康状態になっても、引き続きタヒボ抽出物の摂取を続けることをすすめている。

（2）「治癒」と「癒し」の違い

〝治癒（cure）〟と〝癒し（healing）〟には、重要な違いがある。〝治癒〟には肉体的または客観的にはっきりした結果があり、患者の身体から症状を取り除き、低下あるいは失った機能を正常な状態に戻すことを意味している。

一方、〝癒し〟は疾病が完全に治ったか否かではなく、人生で経験する感情的・心理的・精神的障害などにも当てはまる。たとえば、疾病が肉体的に明確な治療に至ってなくても、情緒的に、精神的に、霊的には癒しはあり得る。

従来のいくつかの治療法に失敗した上、その副作用がひどい場合、別の次元で考えると、患者の人生から癒しすらも損ないかねない。したがって、多くの例で治癒と癒しの関係は考慮する価値がある。

もし患者が、最初の診断から五年後に健康で体調もよく、ガンの再発がまったく認められないときに、ガン患者は治癒したものとよく考えられている。しかしながら、たとえ病気の経過がどうあろうとも、このような場合は治癒ではなく、〝五年生存〟あるいは〝一〇年生存〟と記録するのが、より正しい表現法である。

（3） プラセボ効果とは何か？

プラセボ効果とは、一般には患者が薬と思って服用すると、効くはずのないものでも治療効果が出る現象をいっている。

プラセボは、ラテン語で「私は満足です」という意味の言葉である。「お世辞」を意味する特別なイブニング礼拝をもじったローマカソリック教会の言葉として、最初に英語で用いられたといわれている。その後、この言葉は医学の専門用語の〝プラセボ〟すなわち擬似薬として、その落ち着きどころを見つけたことになる。

つまり、プラセボは本物の薬剤と区別がつかないようにデザインした、活性をもたない物質（砂糖剤など）のことで、新しい薬の薬効試験の比較対照薬に、あるいは薬が不必要な患者が薬を要求したとき、その服用欲求を満たすためなどに投与されている。

〔プラセボの定義〕

薬剤・標品など、患者に投与する医薬品の擬似薬で、実際には活性のある内容物は何も含んでいない。

人によっては、プラセボ効果を誤解しているようである。一般にプラセボ効果は三三％（これより高い効果を示すこともある）もある。臨床治験で治療薬の効果を調べる場合、その薬は比較対照であるプラセボ投与よりも有意に効果がなければならない。

しかしながら、プラセボは使い方によっては効果を発揮する場合がある。アンドリュ・ワイル博士によると、プラセボ反応は副作用がなく、内側からの純粋な自分自身による癒しを象徴しており、副作用や有害事象のない治療薬としての側面があると指摘している。

開業医や医師の務めは、もう少し個々の患者の内側からの癒しの力を、もっとも効果的に引き出すような治療法を選択し、提示することが大切である。

V

タヒボ茶効用の検証例およびその解説

1　ガン疾患のケース

〔乳ガン、肺およびリンパ節転移（四八歳・女性）〕

一九九六年六月、私は、ステージIIの乳ガン（径二・八cm四方の腫瘍）と診断された。

手術後、投薬で顔面が紅潮する副作用があり、以後は化学療法を受けなかった。

一九九九年三月頃、長引く咳とともに、頸部リンパ節に腫瘍が出てきた。

同年の六月に、診断の結果、肺への転移が判明した。私は、化学療法剤（ノバデックスDゼネカー四二一・二〇mg、毎朝一錠）と同時に、タヒボを毎日五包飲用しはじめた。

六月のCTスキャン（コンピューター制御による軸上断層位X線撮影）検査で、腫瘍の急速な縮小が認められた。この間に、頑固に継続していた軽度の発熱も解消した。

一九九九年一二月三日のCTスキャン検査で、ガンが事実上、完全退縮したことがわかった。

二〇〇〇年四月現在、私は、タヒボ四包／日を継続して飲用し、良好な健康状態にある。

〔解説〕

この症例は、一九九六年に径二・八㎝の乳ガンと診断され、三年後に、肺転移を示した患者である。ガン化学療法剤であるノバデックスDゼネカー四二一・二〇㎎／日とタヒボ五包／日が投与された。腫瘍は、縮小し、九カ月後の一九九九年一二月には、肺およびリンパ節から完全退縮を示した症例である。タヒボ抽出物が、化学療法剤との併用効果を示したものと思われる。

この女性は、毎日、タヒボ四包を飲用し、良好な健康状態にある。

〔原発性乳ガンで両肺および肝転移再発症例（四五歳・女性）〕

私は、五年前に乳ガン手術を受けてから、引き続きタヒボ茶を飲用していた。

症状が改善され、ガンの再発がなかったため、毎日飲用するタヒボ茶の量を徐々に減らした。体調が悪くなったので再検査を受けると、両肺と肝に転移が発見された。その直後から、私は、九〇〇mlの水でタヒボ茶五〜二〇gを沸かし飲みはじめた。私は、三週間、タヒボ茶を飲むときに毎回チンキ剤を追加した。その後の追跡検査では、両肺と肝の転移ガンはなくなっていた。

〔解説〕

タヒボ茶には粉末状、茶袋および顆粒状の抽出物があり、顆粒は完全に水に溶ける。彼女は毎日、九〇〇mlの水に五〜二〇gのタヒボ粉末を沸かして飲んだ。

この報告によると、タヒボ茶は、この患者の場合、乳ガンから肝臓および両肺に転移したガンの退縮に有用だったと思われる。大量のタヒボ抽出物は、この患者のケースでは、乳ガン手術五年後の肝臓および両肺に転移したガンの退縮を示したのである。

〔リンパ節転移を伴う右側尿管ガンの症例（六五歳・女性）（大山博士の記録）〕

患者は、一九八八年九月右側尿管ガンで入院した。彼女は、一〇月に、右側腎尿管切除のため、右側腎全切除術を施行した。

この時に、尿管リンパ節にも腫瘍の転移が認められたので、進行ガンと診断された。術後の経過は、とくに問題なく、患者は退院した。

一九九二年四月、尿の細胞診断検査で悪性細胞が陽性になり、ガン再発と診断された。泌尿器系のX線検査と機器を用いた形態学的検査で、ガンは、腎盂、尿管、膀胱と泌尿器系全般にわたり上皮内ガンとして存在することが明らかになった。

すでに、四年前に、進行ガンと診断されていたため、家族は、できるだけ温和な緩和療法を望んだ。経口投与の化学療法が開始されたが、以前からある胃腸障害で治療は中止された。

尿の細胞診断検査は、常にガン細胞が陽性であり、時に患者は血尿を経験した。

一九九二年八月に患者は、タヒボ茶を飲みはじめた。一カ月後、患者には明らかに血尿の減少が観察されるとともに、食欲が戻り、全身状態の改善が認められた。

三カ月のタヒボ茶飲用後、尿の細胞診断検査で悪性細胞は陰性になり、血尿は完全に解決された。
患者は、タヒボを飲み続け、一九九三年四月には健康良好であり、再発の兆候は見られなかった。

〔解説〕

この症例は、一九八八年九月リンパ節転移を伴った右側尿管ガンと診断された六五歳の女性である。彼女は、右側腎、右側尿管と周辺のリンパ節の切除と組織切除の手術を受けた。

四年後の一九九二年四月、患者は腎盂、左側尿管、膀胱と泌尿器系全般にわたる上皮内ガン転移を伴う転移ガン（恐らく、移行上皮ガン）の状態になった。

一九九三年四月には、この患者は健康で、ガン再発の兆候はない。このケースは、タヒボ抽出物が彼女のガン克服に大いに貢献したことを示している。

〔胃ガン（小腸、卵巣および腹腔内転移）（五〇歳・女性）〕

一九九三年、私は担当医から、ガンのため、数週から数カ月しかもたないといわれた。ガンは、胃から小腸、卵巣と腹腔全体に広がっていた。

私は、ほどなくタヒボ茶を毎日、五〜一〇g／九〇〇ml、飲みはじめた。

数日後、タヒボ茶の量を、二五g／一二〇〇mlに増量した。

その後、二度、三度の追跡検査で、胃、小腸および卵巣のガンは、縮小していた。胃の三分の二を切除し、調べたところ、肉眼ではガンは見られなかった。腹腔鏡による残りの三分の一の検査では、きわめて少数のくずれたガン細胞が認められるのみであった。

手術前の最初の調査では、胃の一三個所にガン細胞が見られていた。担当医は「私は、今までこの状態から回復した患者は見たことがない。あなたは、その最初の症例だ」と述べていた。

〔解説〕

この患者は、他の化学療法剤を投与されていない。腫瘍の退縮は、恐らく生活様式の変化とタヒボ茶によるものであろう。

〔結腸ガン―肝転移（八七歳・女性）〕

一九八八年八月、患者は結腸ガンの手術を受けた。その時に、肝転移が見つけられた。その転移は進行性のものであり、手術ができなかった。

患者は、二カ月間化学療法を受けた。

患者は回復し、四カ月後に寛解したと考えられた。

四〜五カ月後、肝の転移ガンが再発し、一カ月間入院し、高体温療法と化学療法を受けたが良くならなかった。患者は、タヒボ茶一五g／日飲みはじめた。

一九八九年一〇月の検査で、その後ガンが縮小していることが認められた。その一カ月後の検査で、ガンの消失が確認された。

その後、患者はタヒボ茶の量を徐々に減量し、二〇〇〇年現在、良好な健康状態にあり、タヒボ茶五g／日を継続飲用している。

〔解説〕

この症例は、肝転移を伴った結腸ガンの八七歳の女性の例である。この患者は、一二年後に腫瘍の存在の証拠もなく、再発もなく、良好な健康状態のため、肝の転移巣を伴った結腸ガンが治癒したものと考えられる。

彼女は、結腸ガンの従来の手術療法を受けたが、肝転移の病巣は手術的に除去できなかった。彼女は、肝転移のために化学療法を受け、肝病巣の再発があったが、これは従来の化学療法と高体温療法には反応しなかった。彼女は、長期間タヒボ茶の飲用を続け、今も一日当たり五gを飲んでいる。

〔肺ガン（七二歳・男性）〕

私は八年前に、肺ガンと診断されて、抗ガン剤とコバルト照射を受けたが効果はなかった。

その七月に、「もうこれ以上の治療法はない。一カ月もてばよいほうでしょう」といわれた。

私は、同年の七月の終わりから八月にかけて、タヒボ二五g／九〇〇mlを毎日飲みはじめた。

タヒボ茶は、飲みにくかったので、八月中旬まで二週間飲用し、毎日五g／五五〇

mlに減らした。

その後増量し、二五g／五〇〇mlとした。その間、治療は受けていない。

八月末の検査で、腫瘍の陰影が縮小していた。その後、私は病院に行かず、タヒボ茶を飲み続けた。

同年一〇月、高齢にもかかわらず、タヒボ茶販売の仕事を始めた。それから現在まで、健康な生活を続けていて、全身状態も良好である。

〔解説〕

この七二歳の患者は、一九九二年肺ガンと診断され、化学療法とコバルト照射治療を受けた。その間、治療効果は認められなかったために、余命一カ月といわれ、葬式の準備もした。

患者は、タヒボ茶を相当量飲用しはじめたところ、臨床症状の改善が認められた。その年のうちに患者は、タヒボ茶販売者になり、肺ガン再発の兆候もなく、健康な生活を続けている。

この症例では、患者は八年生存で臨床的治癒と考えられる。まさにタヒボ茶が、この臨床的治癒に重要な役割を果たしたといって過言ではないだろう。

〔S字状結腸ガンと肝ガン（五七歳・男性）〕

私は、S字状結腸ガンの診断六カ月後に、肝ガンもあると診断された。私は、両方の腫瘍の治療法として、手術的切除を受けた。

一年後、肝ガンの再発があり、二回目の手術を受けた。

第二回目の手術後、私は、タヒボ茶を毎日五g／九〇〇ml飲みはじめた。

現在、第二回目の手術後五年になるが、とくに身体的問題もなく、健康な生活を送っている。

〔解説〕

この患者は、原発性S字状結腸ガンと肝ガンを手術により切除した症例である。肝ガンの再発があり、手術を受けた。この症例は、タヒボ茶が、化学予防に有用であり、肝ガンの再発の予防に有用であったことを示している。

彼は、化学療法は何も受けていない。

この患者は、五年後に、腫瘍からも症状からも治癒状態と判定された。科学的根拠を総合的に判断して、タヒボ抽出物はガンの予防化学療法剤として、大いに有用であるというべきであろう。

〔悪性肝ガン（六三歳・男性）〕

彼は以前から肝疾患があったが、六年前の五月に、腹水を伴った肝悪性腫瘍と診断された。担当医の所見は「手術不能で、不快感を除くために少量の腹水を取り除く程度で、その腹水もあまり取り除くべきではない。私たちの現在できるのは これ以上のものはない」ということであった。

このようなわけで、病院入院後は、腹水を一部取り除き、病気の進展を確認する意味で、ＣＴスキャン検査を受けていた。

彼は、タヒボ茶を水八〇〇mlに一五ｇ沸かし、毎日飲みはじめた。

三日後に、大量の褐色尿が出はじめ、それに伴い熱が下がり、一週間後には平熱になった。

二週間後、腹水と疼痛はまったくなくなり、食欲が回復した。担当医も看護婦も、この急速な症状の改善が信じられないといった。退院後も、タヒボを毎日一五g飲用している。

現在七〇歳になるが、良好な健康状態にあり、健全な生活をカラオケや旅行とともに楽しんでいる。

〔解説〕

この症例は、腹水を伴った肝ガンで、その腫瘍が縮小し、ついには退縮した例である。六年後にも、肝ガンの再発の兆候はまったく見られなかった。

患者は、タヒボ茶を、毎日一五g飲み続けているだけで、化学療法はまったく受けなかった。この場合は、患者が自然に治癒状態になった症例と推定できなくもないが、この仮説は考えにくく、やはりタヒボ茶が効いたと考えられる。

〔乳ガン（五四歳・女性）〕

私は、生来病気がちであり、人生の半分は病人であった。私はタヒボ茶に出会い、ついに健康になったので、心からタヒボに感謝している。

私の最初の疾患は、二三歳の時であり、十二指腸潰瘍となり、十二指腸と胃の一部を手術により切除された。手術後、私は重度の貧血症となり、起き上がる動作や重い物を持ち上げることができにくくなった。

三三歳の時、卵巣腫瘍の手術を受けた。

これは、悪性ではなかったが、急速に大きくなり、その時は妊娠中だったが、手術を受けた。幸運にも、子供は、何の問題もなく生まれたが、その手術が大変恐ろしかったことを記憶している。

私の三度目の疾患は、乳ガンで五年前の八月に手術を受けた。実際に、私は前年に〝しこり〟を自覚していたが、友達に相談したところ、「それは乳腺症でしょう」ということになった。私は病院に行かなかったが、私自身、それを乳腺症と信じることにした。

素人診断は危険である。この〝しこり〟は、翌年二月に大きくなりはじめた。七月に不安になり、大学病院に行って検査を受けた。それはまさに乳ガンであった。それも進行性のガンで、すぐに手術を受けた。

それより少し前から、私はタヒボ茶を飲みはじめたが、私は乳ガンと診断されるまでは、それを飲むことにあまり注意を払わなかった。しかし、いろいろな人からこのお茶を飲むと、ガンを克服できると聞いていたので、毎日飲むことに決めた。もちろん、私は担当医にこのことを話し、了解を得た。

手術は大手術であり、乳房全摘と所属リンパ節の全摘を施行した。腹部より胸部へ皮膚移植され、創傷は、一〇〇針ほど縫った。

私は、タヒボ茶を手術前からも、毎日、水九〇〇mlに五〇g沸かし、飲用しはじめた。お茶の効果は、非常に強力であったが、多分それゆえに、私は自らの力強さを再び取り戻せたと思っている。

大手術にもかかわらず、私は二週間で退院した。私の急速な回復には、担当医でさえも驚き、タヒボ茶に興味をもった。

手術創傷はきれいに治癒した。その後の追跡調査でも、再発の兆候は認められなかった。腫瘍マーカーは正常値であり、五年間経過した。タヒボ茶は、私がガンを克服するのに、まさに最適であった。

タヒボ飲用前は、常に健康状態が悪かったため、ちょっとした身体活動の際にも胸部に不快感をもったし、階段を上がるときも、一段ずつ、ゆっくり上がっていた。

乳ガン手術後、私は大変丈夫になった。貧血は大幅に改善されたので、担当医は、「貧血は、あなたが、輸血のドナーになれるほど改善されている」といった。現在、私は、毎日タヒボ茶五gを飲用している。

〔解説〕

この症例では、患者（五四歳・女性）は、恐らくリンパ節転移を伴った進行性乳ガンであった。この患者は化学療法を受けなかったが、毎日二五〜五〇gのタヒボ茶を、水九〇〇ml以上で沸かし、飲用していた。

彼女は、毎日、タヒボ茶五gを飲用し続け、五年後にも、乳ガンの再発の兆候はなかった。彼女の場合は、乳ガンの再発がない治癒と分類される。

患者は良好な健康状態になり、タヒボ茶に対し好感をもっている。タヒボ茶には、ナフトキノンやNFDのような抗酸化剤作用のある化合物が含まれていることも付け加えておきたい。

〔腎ガン（七三歳・男性）〕

二年前の二月、私の父はガンのため、片方の腎全切除術を受けた。ガンは、すでに他の臓器に広がっていて、腹部は拡張していた。そして、水溶性の下痢が持続していた。

私たちは、友人を通じてタヒボ茶を紹介された。そのタヒボ茶飲用後、一週間で腹水が減少しはじめ、二週間後には完全に消失した。下痢は四日後にとまった。

良性の前立腺肥大症があったので、排尿が困難であったが、タヒボ茶を飲みはじめてから、尿流も三日目より改善された。一カ月目で、日本酒一合を飲み得るまでに回復した。

昨年夏、抗ガン剤治療を中止した。現在、手術後二年を経過したが、まったく健康で何の問題もない。

〔解説〕

この七三歳の患者は、腹部の転移を伴った腎の腺細胞ガンであった。患者は一年間、化学療法を受け、そしてタヒボ茶を飲みはじめた。

彼は、手術による片方の腎全切除術を受けた後、二年間持続的にタヒボ茶を飲用していた。そして二年後の今、見かけ上は腫瘍がない状態にある。診断後五年までは、治癒とはいえないが、ガンの再発の兆候は認められない。

このように、この腎ガン症例では、タヒボ茶が腫瘍抑制的に働き、腫瘍を殲滅させたと推論するのは、現時点では早計であろう。しかしながら、この患者の立場に立てば、このタヒボ茶は、彼の腫瘍との戦いに有用であり、彼の健康を再び回復させたといえる。

〔胃ガン（六四歳・男性）〕

一九九八年四月、私は胃ガンと診断された。手術が施行され、胃全切除と脾臓に転移があったため、脾臓切除手術と、胆石があったことから、胆嚢切除が施された。

一九九八年六月、タヒボ茶二〇g／一〇〇〇mlを飲用しはじめた。飲むには苦すぎて困難を極めたので、五〇〇ml／日だけを飲むことにした。

するど、徐々に食欲がではじめ、悪心嘔吐が減少し、尿量・便量ともに増量した。

一九九八年一一月、しばしば発疹がでたため、タヒボ茶の量を五g／一〇〇〇mlに減量した。症状の改善とともに、タヒボ茶の量を増やした。その結果、皮膚発疹は消失した。

一九九九年五月、排尿と排便の習慣が大幅に改善された。便は柔らかすぎず、硬すぎでもなかった。食欲も旺盛になり、食べることに、喜びを感じた。

毛の色は白から灰色になり、力強さを感じ、朝気持ち良く目覚めるようになった。血色素レベルは、正常値に戻った。手術後の再発の兆候はない。

〔解説〕

この六四歳の男性患者は、脾臓への浸潤を伴った胃ガンであり、手術を受けた。彼は、ダンピング症候群等の副作用のため、術後の回復が困難であった。

手術後一年間、再発の兆候もなく、大量のタヒボ茶を飲用した。この患者は、タヒボ茶に対して、術後の体調の回復に役立ったものと考えている。しかしながら、ガン手術後一年目では、まだガンが治癒したとするにはいささか早すぎる。常識的には、原発性あるいは転移巣の治療後五年を経て、腫瘍の再発の兆候がないことをもって、治癒とするべきであろう。

〔転移性脳腫瘍・原発性肺ガン（四五歳・男性）〕

一九九二年九月、自動車運転中や歩行中に不安定になり、歩行中に柱にぶつかったりしはじめた。

医学的検査の結果、脳腫瘍があることが判明した。検査の結果、肺に三×三㎝の腫瘍があり、これが原発巣で、脳転移をしたものと判定された。

診断一週間後の一〇月三一日、私は右後頭部脳の病巣の切除を受けた。その時は、直径一・五㎝の三個の腫瘍巣は切除できなかった。三カ月の余命と告げられ、抗ガン剤であるシスプラチンの副作用により、脱毛症が進行した。

一九九二年一一月一日から、タヒボ茶を毎日、三〇ｇ／九〇〇㎖飲みはじめた（患者は、体重八〇kg、身長一八〇cmの頑丈な体格の持ち主である）。その結果、ガン治療の副作用は減少し毛髪の減少もなくなり、食欲も回復した。

翌年の一九九三年春、三cmの肺の病巣は一cmに減少し、一方、三個の脳の病巣から、二個は本質的に消失した。担当医は、私の回復ぶりに驚いていた。

私は退院し、警備の仕事に戻った。その後、脳に九個の小さな病巣が再発し、再入院した。そこで私は、タヒボ茶を毎日一五〇g／一〇〇〇mlに増量した。その結果、三週間後の検査では、九個の脳の小さな転移巣は消失していた。

そして、今年の秋には、肺ガンも本質的に消失した。しかしながら、脳の最初からずっと存在していた一個のガン病巣には反応しなかった。

そのため、外科的切除が一九九三年一一月に計画された。不運にも、計画された手術の一週間前に、風邪が原因で肺炎になり、これが命取りになった。家族は「きっと肺炎で死ぬ運命にあったのでしょう。私どもは、タヒボ茶が三カ月の命を一年まで延ばしてくれたことに感謝している」といっていた。なお、この家族の一員は、今はタヒボ茶の販売に活発に参加している。

〔解説〕

これは、家族の一員の注釈とともに、患者自身の言葉による検証例である。患者は、脳への多発性転移巣をもつ原発性肺ガンと診断された。彼は、タヒボ茶を驚くほど大量飲み、肺ガンと脳転移巣の縮小を経験した。

この症例は、従来の化学療法や手術では治療が非常に難しい、脳への転移巣の奇跡的治癒の実例である。大量のタヒボ茶で反応しなかった脳の病巣を手術で切除する前に、肺炎で死亡したのは、大変不運なことであった。恐らくこの病巣は、転移脳病巣とは別のものだったと思われる。

〔子宮頸ガン（三二歳・女性）〕

一九九四年四月、私は産婦人科医で不妊検査をしていたとき、子宮頸部にガン細胞があると告げられた。大学病院の検査でも、子宮頸ガンであることがわかった。

五月末から、私は毎日タヒボ茶四〇g／一二〇〇mlを飲みはじめた。それに加えて、私は薬局で買ったビデにタヒボ茶を入れ、病巣を洗浄した。

私は六月一七日に入院し、六月二七日、子宮頸ガンの手術を受けた。手術は、一方の卵巣切除も含まれていた。

入院中、家族は私に、毎日タヒボ茶入りの二本のペットボトルをもってきた。一本は飲用に、他はビデ用に用いた。

計画されていた放射線照射が行われなかったので、私がそのわけを尋ねたところ、「検査の結果予想外によいので、放射線治療はしないことにした」と告げられた。

私は以前に、タヒボ茶の使用について、担当医と話し合って、次の情報を得ていた。

担当医の意見によると、「樹皮に由来する抗ガン性医薬品があり、私としてはその使用をすすめも否定もしない」とのことであった。二週間後の検査の結果、ガンは完全に消失していることが判明した。

毎年、五〇〇例のガンの手術を経験している病院の看護婦長は「この病院が開院以来、初めて見る最善の回復症例だ」といっていた。

私は、一九九四年七月末に退院した。退院後、一カ月ごとに、担当医に診察を受けているが、その後なんの問題もない。担当医は「私の友達に、タヒボ茶を飲んで肺ガンを克服した人がいる」と、後で話してくれた。

〔解説〕

この三二歳の子宮頚ガンの患者は、手術療法で治癒したものと考えられる。彼女はタヒボ茶を飲用し、術後の回復が促進され、急速に健康を回復したものである。患者のタヒボ茶飲用は、腫瘍の根絶に有用であったかもしれないが、やはり手術により、腫瘍が完全に取り除かれたと見たほうがよいだろう。

〔肝転移を示した結腸ガン（六二歳・男性）〕

私は、一九九八年二月から微熱が出始めた。三月と四月に腹痛があり、薬局で薬を買って服用した。

三月から六月にかけて、私は仕事が非常に忙しく、毎日車で走り回っていたので、医者にかかる暇がなかった。しかし、振り返って考えてみると、腹痛、便秘、血便と細い便は、結腸ガンの診断に、完全に一致したものであった。

八月には、食欲が減退し、常に好んでいたアルコール類を、一切飲めなくなった。その時まで、私は寒天、ゼラチン、いも、澱粉を食べていた。八月一九日、お盆の墓参りの後に、私は医者の診察を受け、肝転移を伴った結腸ガンとの診断を受けた。

私は、一九九九年一月一二日からタヒボ茶を飲みはじめた。一週間後、九〇%腹水が減少し、私の腹部は平坦になった。残りはその後も持続した。また、肋骨に瘤ができたので、お灸とマッサージを受けはじめた。

私は、一日二回食事をしていたが、食べすぎると胃部膨満感があるので、一回目の食事は果物を中心に、二回目の食事を通常の食事としていた。

一九九九年三月までに、私は体調がよくなり、夕方にマージャンができるようになった。四月までに、顔色がよくなり、時が経つにつれ胃部付近の瘤も縮小した。

一九九九年六月現在、私は良好な健康状態で、タヒボ茶以外は医薬品を何も使用していない。私の妻が「振り返って見ると、あなたは一二月までしか生きられないと、お医者さまからいわれたのよ」と、しみじみといい出したのに、私は「そんなこと初めて聞いたよ」と答え、一緒に笑っている。

〔解説〕

この症例は、肝転移と腹水を伴った結腸ガンと診断された後、一一カ月間、タヒボ茶を飲用した例である。六カ月後、体調と健康が回復しはじめているが、タヒボ茶以外の医薬品を用いていない。

この患者は、タヒボ茶を飲用しはじめて六カ月後に、健康状態が改善されたが、この患者の腫瘍が完全に退縮したかどうかを判定するには早すぎる。

2　糖尿病のケース

〔大山博士の記録〕

次ページの図は、六名の糖尿病患者に、タヒボ茶を投与した結果を示している。この症例はすべて、血糖値を三カ月または六カ月間測定を行っている。四名の患者では、血糖値に非常に大きな改善が見られたが、二名ではむしろ悪化している。

糖尿病は、体重と食事の自己モニタリングが必要な病気である。空腹時の血糖値が

〔糖尿病患者の血糖値の変化（空腹時）〕

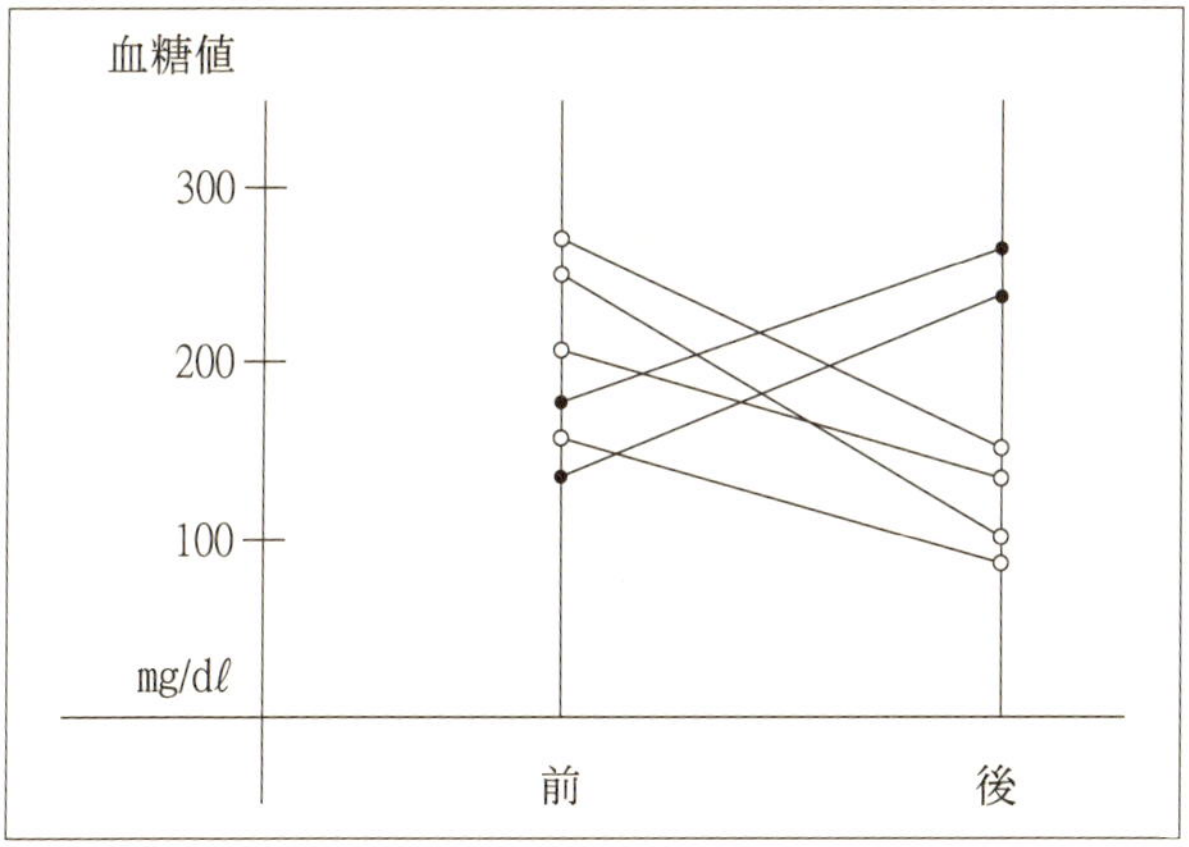

（血糖値、300、200、100㎎／dl、タヒボ服用　前、後（３カ月））

二〇〇㎎／dlを超えるときには、経口薬剤（インスリンの分泌を増やす薬）、またはインスリンの注射が必要となる。

悪化した二名の患者について、まず説明しておこう。

この一人の患者は、インスリンを一日、二〇単位の投与が必要だったが、タヒボ茶の飲用をはじめたあと、インスリン注射を患者自身が不要と考え、中止すると決めてしまった。三カ月後に、血糖値は二七〇㎎／dlに上昇していた。

二番目の患者は、タヒボ茶は糖尿病を改善し、完全に食事制限がいらなくなると信じていた。しかし結果は、一三〇㎎／dlであった血糖値が、三カ月後に二三〇mg／dlに上がってしまっていた。

タヒボ茶を飲用している間に、これら二人の患者は悪化したが、この場合の正しい解釈は、タヒボ茶は西洋医療に加えて併用すれば、すぐれた物質であると考えるべきなのである。


次に、タヒボ療法でインスリン投与が中止できた患者のケースについて述べる。

一人目は、四年前に糖尿病と診断された四二歳の女性の患者である。二年前の空腹時血糖値は三〇〇mg／dlまで上昇し、インスリン二〇単位／日の投与を開始している。一年後に、患者はタヒボ茶の服用を始めるが、その三カ月後に、血糖値は二二〇mg／dlから一六〇mg／dlまで低下し、インスリン投与量は一〇単位に下げることができた。

六カ月後、血糖値がおよそ一二〇mg／dlに低下改善したので、インスリンの投与を中止した。その後、この患者はきわめて良好な状態が続いてる。

〔高血圧・糖尿病（四五歳・女性）〕

彼女は、市の健康診断で高血圧と診断され、高血圧の治療薬を約一七年間服用していた。また、糖尿病かもしれないともいわれた。母が六二歳のとき脳出血で亡くなっているので、十分安心だとは考えられなかった。

彼女は、意気消沈するタイプではなく、服用している投薬量を自分で減らす努力をはじめた。たとえば、高血圧による頭痛があるときは、ローヤルゼリーを摂るようにするとか、または朝風呂に入ったり、プールで一〇〇メートル泳ぐように心がけていた。つまり、血圧を安定させるいろいろな方法を試みているのである。

昨年の八月、一〇gのタヒボ粉末を一日に数回以上、煎じて飲みはじめ、一週間に三箱の量を摂取した。その結果、尿量が増え、血圧は急速に改善した。

その後、タヒボ茶の飲用を続けている。今年の梅雨の終わり頃に行った検査では、血圧は下が八〇、上が一二〇で正常だったが、血糖値は一二九㎜／dl に上昇していた。

八月の終わりに、糖尿病の検査を受けたとき、血糖値は一四四㎎／dlで、糖尿病の範疇であった。しかし、グリコヘモグロビンは一八g／dlから七g／dlまで低下したので、医者からは糖尿病も改善に向かっているといわれた。

一〇月現在、食事療法とタヒボ茶の飲用を継続しているが、身体の調子は大変よい状態が続いている。

〔糖尿病、手と足のしびれ（六四歳・女性）〕

数年前、私は台所の電球を交換しているときに、椅子に立っていてバランスを崩した。そのとき右足と右腕にしびれがあることに気がついた。それで、一カ月半にわたる入院をした。ＣＴスキャンで詳しく検査した結果、頭の血管が五㎜切れていることが確認された。

この時は、しびれ・歩行困難や右手に力が入らないなどの症状が出て、かなり不安を感じていた期間であった。血圧は一六〇から二〇〇もあり、さらに糖尿病の家族歴があることが原因か、血糖値は三〇〇㎎／dlにも達していた。

退院後、恐らく後遺症の結果だと思われる、ひどい便秘と一緒に、右足後部のしびれと右腕の虚脱状態が続いており、身体障害のような状態であった。

およそ三カ月後、続けていた漢方生薬の服用をやめた。このように精神と肉体ともに問題のある状態で生活を続けていたので、鬱状態にもなっていた。

数カ月後、友人が「自分が健康なのは、タヒボ茶を飲用し続けているお陰ですよ、試してみたら」とすすめてくれた。私はすぐにタヒボ茶を飲んでみたところ、三カ月間漢方薬を飲んでいたよりも、短かい時間ではるかに漢方より良いものだと実感した。つまり、右足の引きつる感じは減少し、歩行も改善したのである。

その二週間後に、本気でタヒボ茶を飲みはじめた。五gのタヒボ茶を二〇〇ccの容器に入れ湯で沸かし、毎日朝、午後と夜の一日三回飲用した。

三週間後、便秘は完全になくなり、食事が美味しくなりはじめた。食べ物をいただく一口ごとに、ありがたく思うようになった。糖尿病食（一八〇〇カロリー／日）も通常食（二四〇〇カロリー／日）に変えた。その後の継続検査で、血糖値は一〇〇mg／dlで安定し、今は他に何の異常もない状態である。

私は、次のように多くの人たちに紹介している。

「糖尿病の血糖値を下げるためには、普通カロリーの制限が必要です。しかし、タヒボ茶があれば、自分が経験したように、何を食べても、血糖値は正常のままなのです」

そして「タヒボ茶を飲む以前は、いつも寒さに敏感で、冬には三個くらいホカロンを持ち歩いていました。しかし今は、熱く感じて、仕事や会議中に窓を開けたくなるような状態です」

現在、私は健康で、食品会社の管理者として仕事を続けている。病気だったころは、しばしば仕事に齟齬があったが、今は難しい計算などでも、まったく失敗がない。

〈糖尿病（胃潰瘍、十二指腸潰瘍、胆石）（五一歳・男性）〉

私は、子供のときから病気がちであった。一八歳のとき、大学病院で胃潰瘍と診断された。その後も常に病気がちで、「元気ですね」などと祝福された経験はほとんどなかった。

一九八二年、痔を患い、毎日のように、何度もひどい出血に見舞われた。

一九九七年三月、ついに痔の手術で入院したが、そのとき糖尿病と診断された。医者から「すぐ治療すべき状態で、二六単位のインスリン注射が必要である」といわれた。

私は、漢方の生薬も飲んでいたが、その効果はなかったわけで、同年の一〇月一〇日から二単位のインスリンと、日に四回の胃腸薬に加え、毎日一〇gのタヒボ茶を飲みはじめた。

その結果、次に示すような改善が認められた。

一〇月一三日～一〇月一八日：インスリン二〇単位
一〇月一九日～一〇月二四日：インスリン一五単位
一〇月二五日～一〇月二八日：インスリン一三単位、消化器系の改善感
一〇月二九日～一二月一三日：インスリン　一〇単位、一二月一日に玄米食をはじめた
一二月一四日：インスリン六単位

	9月5日	11月5日
γ-GTP	80	55
コレステロール	262	216
中性脂肪	274	161
ヘモグロビン A1c	9.9	7.8

以上のように、タヒボ茶をはじめてから三カ月後に、インスリンの必要投与量は六単位まで低下し、今は血糖値も低下し劇的に改善している。

ところで、私の両親、八八歳の父と八二歳の母は、ここ数年膝に水が溜まる症状と、五〇年間にわたる腎臓病をもっている。

両親ともにタヒボ茶を飲みはじめたが、約二カ月後、いずれも病気がよくなったと感じている。今では、二人とも畑仕事まで楽しんでいる。

〔糖尿病性高脂血症・肝機能障害（四二歳・男性）〕

私は、会社の健診で糖尿病と診断された。仕事上の接待で、会食や飲み食いの機会が多く、医者が指示した「日に一八〇〇カロリーの食事」を守るのは、かなり難しい状況にあった。

さらに、体重が多すぎることに加えて、糖尿病の家族歴もある。

一九九八年九月、一日一〇gのタヒボ茶を飲みはじめた。二カ月後、前ページ表のように検査値および病状に改善が見られ、かかりつけの先生方を驚かせている。すなわち、ガンマーGTP、コレステロール、中性脂肪値が大幅に低減したのである。

今は食事制限をしながら、厳しい仕事のスケジュールをこなしている。体重は一定で変化がなく、次の検査の結果を心待ちにしているところである。

〔糖尿病（五五歳・男性）〕

私は二年前から皮膚が青白く、血糖値二一〇mg／dlもある糖尿病を患っている。食べ物の摂取量を半分に減らし、運動に山登りをはじめた。

所定の在宅療法に加えて、一日に一五g／九〇〇ccのタヒボ茶を飲みはじめたところ、汗をかき、食欲が改善した。三カ月後、血糖値は七〇～一一〇mg／dlの間まで低下し、安定している。

現在は、食事に何ら特別な注意も不必要となり、好きなうどんなどを普通量以上食べているが、問題はない。

〔糖尿病（三九歳・男性）〕

一九九八年四月、血糖値が三〇〇㎎／dl、視力低下もあり、かなり疲れやすい状態であった。また、食事後の満腹感はまったくなく、体重は減少していた。

一九九八年七月、一日に一五g／九〇〇ccのタヒボ茶を飲みはじめた。タヒボ茶の作用に若干疑問をもっていたので、血糖値を下げるインスリンと併用し、タヒボ茶を飲んだ。少しずつ良い感じがするとともに、皮膚の色もよくなってきた。

一九九八年一一月、血糖値は一〇〇～二〇〇㎎／dlに低下安定し、体重の調整も良好である。その後、インスリンの投与はやめたが、疲労感もなく、血糖値と体重は安定していている。

一九九九年四月、健康を回復し、視力も改善した。

〔糖尿病患者への著者のコメント〕

タヒボ抽出物は、糖尿病などいろいろな病的状態の民間治療用として、長い間インカ・インディアンが使用してきたものである。

以上に述べた事例は、このタヒボ抽出物が糖尿病患者に有用であることを示している。タヒボ抽出物のどの成分が、それぞれの疾病に重要であるのかや、薬効機序の詳細は今のところ明らかではない。

ただし、タヒボの生物学的活性機序でわかっているのは、抗酸化作用、あるいは肝ミトコンドリアの電子伝達系阻害作用として、酸化的燐酸化の結合阻止剤の役割を果たしていることである。

アコーシ博士は著書の中で、タヒボ茶を飲用した種々の疾患のケースについて述べている。そこに示された実際の検証例は、タヒボ茶が健康な身体の機能維持と正常な免疫系の働きを保つ効果を示すことを証明したものと考えられる。

それでは、タヒボ茶は信じられないほど「効果のあるよいもの」であったのか、あるいは信じて飲んだ結果たまたま「プラセボ効果」が出た、「いんちき万能薬」のようなものなのか、という問題について考えてみよう。

前に述べたように、確かにプラセボ効果は最大三三％にまで及ぶ場合がある。しかし、ここに上げた検証例から明らかなように、糖尿病患者のデータが示す顕著な有効性は、プラセボ効果だけでは説明不可能な良好な結果といえる。

3　関節リウマチのケース

〔慢性関節リウマチ（五〇歳・女性）〕

私は主婦で、三〇年来の慢性関節リウマチを患っている。とくに膝と足首に痛みがあり、一カ月に一度は膝の水抜き、ステロイドの注射を必要としていた。

また、ひどい貧血と食欲不振による体重減少があり、全身の健康状態の不良から体を動かす気にもなれず、その結果鬱状態に陥っていた。友人の一人から「タヒボ茶を試めしてみたら」とすすめられ、毎日一〇～一五g／九〇〇cc飲みはじめた。およそ一週間後の夜、入浴中に、まるで重りが肩から飛んでいったかのように、突然身体が軽くなったと感じた。

二カ月後、膝の痛みは徐々に消え、関節液の吸引の必要もなくなった。検査結果も良好となり、貧血まで顕著に改善し、担当している医者も驚いていた。

その後もタヒボ茶の使用を続けており、五〇～六〇㎜だった血沈も、現在は二〇～三〇㎜である。昔からずっと続いていた足首の痛みは消え、関節液の吸引はもはや必要なくなった。体重も、病気がひどいときの三七kgと比較して、健康となった現在では四二kgに達している。

〔慢性関節リウマチ（二八歳・女性）〕

私の病気は二年前に発症し、両方の肩、足、膝、足首にずっと継続性の痛みがあった。一五分の散歩もできず、夜には膝の後の痛痒に苦しんでいた。

四カ月前、タヒボ茶を飲みはじめたところ、数日後には症状が改善し、痛み止めの薬は飲まなくてすむようになった。また、身体が軽く感じるようになった。

一カ月後、便通が改善し、痛みはなく体全体が柔らかく、さらに皮膚の色艶もよくなった。今は、歩行困難もなく、正常に歩けるし、夜の膝の痛みも消失し、精神的にも晴れ晴れとした感じがしている。

〔慢性関節リウマチ（四八歳・女性）〕

およそ二年前に、右足の関節の手術をした後、左足にかかる荷重のため膝が痛むようになった。症状はだんだん進み、とくに梅雨時は痛みがひどくなった。薬と一緒に、タヒボ茶を日に一〇g飲みはじめた。三カ月後に激痛は軽減し、二〇〇と高かった血圧は一三〇と低下し、安定するようになった。毎週受けていた医者の診察も、月一度と改善された。血液検査の結果は、コレステロールが低く、良好な状態である。

現在は、痛みはなくなっているが、日に五gのタヒボ茶を飲み続けている。

〔若年性慢性関節リウマチ（八歳・女児）〕

一九八九年九月の初旬、娘に発熱と関節痛が発症した。その後、毎年、六カ月以上の入院を繰り返していた。

一九九四年一〇月に再入院、そのときの検査結果は血沈三七〜四二㎜、CRP五・八㎎／dlであった。従来の治療薬を三回投与し、症状は一時改善したが、その三日後の朝、再発した。その年の一一月には、多量のガンマ‐グロブリン投与を受けたが、症状に大きな改善は認められなかった。

一一月の終わりに、七gのタヒボ茶を七〇〇ccの水で煎じて飲みはじめた。二週間後から、膝の痛みとあわせて他の症状も改善し、CRP（C‐反応性蛋白）の値も〇・九㎎／dlまで低下した。

娘は今までの薬物の副作用のために、引き続き治療をしていたが、翌年の五月に退院し、今はタヒボ茶を続けながら、週二度の外来診察を受けている。

タヒボ茶飲用後のもっとも大きい変化は、娘に抵抗力ができてきたことと風邪をあまりひかなくなったことである。

〈骨関節リウマチ（七一歳・女性）〉

一九九六年三月、右手に関節炎の痛みが現れた。

その後、症状は左手へと広がった。治療しても痛みは止まらず、毎晩のように激痛に苦しんだ。五gのタヒボ茶を九〇〇ccの水で沸かし、飲用しはじめた結果、痛みは徐々に改善していった。

一九九六年六月に、「病気が治癒した」と考えて、タヒボ茶の飲用を中止した。しかし、痛みはすぐ再発した。それで、すぐタヒボ茶の飲用を再開した。

一九九七年五月現在、痛みや便秘、排尿障害などもまったくなく、皮膚もきれいである。

〈関節リウマチ患者への著者のコメント〉

これらの患者は、タヒボ茶を飲用した後に、リウマチの痛みと関連症状が改善したという検証例を提出している。

これらのケースも、タヒボ茶は、正常な免疫系と健康な身体機能の保持に有効であることに起因すると考えられる。しかし、きわめて複雑な疾病であるため、どのような機序による作用なのかについての詳細はわかっていない。

4　肝臓疾患のケース

〔A型肝炎（一五歳・男性）〕

二年前の年末に、大学受験をしていた息子が風邪にかかった。咳と熱があり、市販の漢方薬を飲みながら、正月は無事に過ごした。

しかし、登校日の一月八日は、疲労がひどくたまっているようであった。夫も私と同様に「これは普通の風邪だけではなく、顔色も少し黄色く見える」ように感じていた。学校では健康に振舞ったようであったが、帰宅後は疲れきっていた。

一月一六日、かかりつけの地元の医師に見せたところ、医師は「たぶん、風邪でしょう」ということで、点滴の注射と風邪薬をもらった。当日遅く、血液検査の結果、A型肝炎の可能性が高いとのことで、息子は入院することが決まった。

〔検査数値の変化〕

	1/16	1/23	1/31	2/7	2/19
GOT	1700	47	30	19	18
GPT	4049	539	120	48	26
γ-GPT	84	148	104	79	45

注）正常範囲　GOT（6～45）　GPT（3～39）　γ-GPT（男6～64、女2～40）

一月一六日の夜、親類のすすめで、息子に専用スプーン八杯のタヒボ茶を八〇〇ccの水で沸かしたお茶を一杯飲ませた。翌朝、病院に行く前に、もう一杯のタヒボ茶を飲ませた。このとき息子は、食事も薬も摂れず、顔や手のひら、目が黄色くなっていた。ここ一〇日間ほどは、尿も赤い状態が続いていた。

一月一七日、熱が三八度あり、午後は点滴の静注を受けた。その日から、夫と二人でおよそ一〇gを八〇〇ccで煎じた濃厚なタヒボ茶を作り、毎日病院に持参し、息子に飲ませたところ、二、三日後に熱はとれた。入院六日後には、もう食欲が戻り、パンと米のお粥を食べたいといい出している。

一月二三日、二度目の検査の後、医者に「刺激の強いものや、脂肪の多いもの以外は何を食べてもよい」といわれた。一月三一日、二月七日、二月一九日に、それぞれ三、四、五回目の検査が行われた。その結果のGOT、GPT、ガンマーGPT値の変化は、前ページ表に示したとおりである。医者は「他の患者さんと比較して、息子さんの回復は何倍か速いのですが、その原因はわかりません」といっていた。

私は、息子に「タヒボ茶は高いけど、飲めばよく効くのよ」といい、飲ませ続けた。息子も信じて飲んでいるようであった。タヒボ茶の二箱目がなくなった二月二〇日、入院後約一カ月で退院できた。

医者は「ほとんどの患者は、二、三カ月の入院が必要なので、息子さんの回復の速さは本当に際立っています」といっていた。

〔C型肝炎（五九歳・女性）〕

私は、何をしてもひどく疲れを感じるようになったので病院へ行ったところ、C型肝炎と診断された。原因は、昔手術したときの輸血によるもので、それが今ごろ肝炎の発症となって出てきたというわけである。医師によると、「治療をしない場合、肝硬変、さらには肝ガンに進む可能性がある」とのことであった。

私は医師のすすめに従って入院し、インターフェロン療法を受けたのだが、私の肝炎は慢性非活動性肝炎であるため、効果（インターフェロンの治療効果はC型肝炎ウイルスの種類によって大きく異なる）はなかった。

また、インターフェロンの副作用である微熱がとれないため、療法の継続を中止しなければならなかった。GOTとGPTは二〇〇単位を超えて、退院時の体の状態は前よりもむしろ悪化していた。

退院時に、友人からタヒボ茶をすすめられた。「薬ではないから、お茶のように飲むのよ。副作用はまったくないから」ということだった。それで、私は毎日三〇〇ml飲みはじめた。一日中眠っているような状態が続いていたが、時間がたつにつれてタヒボ茶の効果が出はじめた。

最初に、あたかも悪い毒素が取り除かれたような気分になり、身体が暖かくなって、食欲が戻った。

一〇日後、無性に食欲がわいて起き上がり、家族と一緒に食事をするようになった。気分はよく、一カ月後に病院に行き診察を受けた結果、GOTが六四単位、GPTが五一単位に大幅に低下していた。一〇カ月間タヒボ茶を飲み続けた結果、GOTは三六単位、GPTは二七単位まで改善している。

私の今回の経験では、タヒボ茶は身体の悪い部分を治すことはもちろんだが、むしろ、身体全体のバランスや生理機能を改善したように実感している。現在は、さしたる疲れも感じずに家事を行っているし、また、外出や多少の野良仕事までしている。

〔肝機能低下（六五歳・男性）〕

私は建築業をしているため、よく仕事で腕や足などにけがをするし、時には下肢や背中を挫傷することがあった。かなりの量の酒も飲んでいる。

昨年の六月の検査で、肝臓機能障害の疑いがあるから、精密検査を受けるようにといわれた。その後、酒量を減らすように決心し、さらに、診療所にあった健康雑誌で読んだタヒボ茶を飲みはじめた。

タヒボ茶の飲用によって自覚できた主な改善点は、次のとおりである。

①排尿がよくなった
②朝の目覚めたときの意識が前より好調である
③寝つきが早くなった
④食欲が改善した
⑤眼が乾燥して疲れる感じがなくなった
⑥頭がすっきりした
⑦疲労の回復が早くなった
⑧以前より健康な身体になったと思う
⑨肩こりが軽減し、いろいろな体の痛みがなくなった
⑩指の爪の伸びが速くなった
⑪心臓の不整脈と動悸が解消した
⑫風邪をひいても、熱が出ず早く回復する
⑬酒量が増えても大丈夫で、二日酔いにはならない
⑭セックスも強くなった

以上の改善を通し、タヒボ茶は自分によく合っていると実感できた。

〔肝炎患者への著者のコメント〕

タヒボ茶は、ウィルスや他の感染性疾患の治療に用いられてきたが、現時点でタヒボ茶は免疫を活性化するが、直接的に抗ウィルス性や抗細菌性効果があるという科学的な証拠は示されていない。

しかし、タヒボ茶飲用による症状改善の検証例から、タヒボ茶は免疫機能の向上を通じ、健康で正常な体の機能の回復を助けているといえる。

VI

おわりに

偉大な医学的価値をもつタヒボ抽出物（エキス）は、美しい紫紅色の花をつける木〝Tabebuia avellanedae〟の樹皮から抽出されるものである。この木は、二五〇以上の種類がある Bignoniaeceae（ビグノニアセアス）科の一に属している。他の同じ意味の名前をもつものに、アルゼンチンの Tabebuia impetiginosa（タベブイア・インペチジノサ）、とブラジルの Tabebuia heptaphylla（タベブイア・ヘプタフィラ）の木がある。

例に漏れず、市場にはタヒボに類似する多くの製品が存在する。市販されている「Pau D'Arco」あるいは「Lapacho コロラド」などという物は、タヒボと同じ効用をうたっているが、購入に際しこれらの商品は、本当の真のタヒボ（Tabebuia avellanedae）のもつ優れた医学的価値のレベルに達していないことに、とくに注意する必要がある。

タヒボは、生物活性を異にする多くの化合物を含んでいる、サプリメントすなわち栄養補助剤として摂取するものである。したがって、ガン、糖尿病、関節炎などを主とするさまざまな疾患において、医師が病院で処方する治療薬に加えて、補助剤として使用できる。

タヒボジャパン社のタヒボ茶は、樹齢三〇年以上のタベブイア・アベラネダエ樹木の内皮のみから生産されている。したがって、類似製品で指摘されているような①抗血液凝固作用や吐き気などの副作用が報告されたラパコールは含まれていない。
②また検出されるレベルでの有害重金属も含まれていない。

タヒボの飲用を試みる場合、私たちは、本書の検証例に示されたタヒボの栄養補助剤としての顕著な効果について、それぞれ自分で評価・吟味をして結論を出すべきである。

タヒボは、多くの患者に有用であることが実証されている。しかし、すべての患者に対して有効なわけではない。タヒボの効果は、飲用の量、患者の状態、それぞれの病態の進行時期など、多くの因子が関係している。

タヒボの主成分NFDは、試験管内組織培養試験において、ヒトの固形ガン細胞を殺傷する作用とともに、化学的阻止ならびに腫瘍抑制作用があることが、データで実証されている。

さらに、発ガン物質で誘発した皮膚ガンのマウスや、肝臓へ転移したネズミ白血病腫瘍が肝臓に転移したマウスの実験で、タヒボエキスを体内投与すると、ガン進行が阻止され、成長阻害を示すことがわかっている。

なお、樹皮の内皮から得られたタヒボ茶には、副作用が指摘されたラパコールおよび毒性をもつ重金属は含まれていない。

緑茶のエキスは、好ましいガンの化学予防剤の一つであるが、今のところ緑茶エキスはタヒボエキスで明らかにされているような、顕著な腫瘍抑制作用やガン細胞に対する殺傷性は得られていない。

昔から、医師はガン患者に対して「身体にあるすべてのガン細胞を殺傷することによって、ガンの治療をする」という哲学に立って、完全治癒を目的とする治療方法を実施している。この方法は、免疫システムを含めて、正常な、とくに分裂期にある細胞に対しても毒性損傷をもたらすことになる。

肺ガン、結腸ガン、胃ガン、膵臓ガン、腎臓ガンのように、多くが含まれる固形腫瘍においては、副作用として患者の正常な組織と臓器に相当の毒性損傷を与えるのが実情で、ガン細胞組織だけを排除し、治癒させることはきわめて難しい。毒性作用が強い既存の治療方法は、私たちがもっている「自己の回復力」までも損傷しているのである。

最近では、単にガンを治癒させるということから、「ガンの管理、患者の身体の癒しおよび免疫システム」をトータルな枠組みで考える方向にある。

アンドリュー・ワイル博士は「身体にガンがあると、それがもっとも初期段階であっても、すでに私たちの自己回復力（あるいは癒しの力）に相当な損傷をきたしている」と述べている。

したがって、ガンの管理における重要な点は、患者の身体の機能と免疫のシステムを「癒し、回復させ」て、患者自身の身体でガンと戦わせ、それを克服することにある。

先に述べたように、「癒し」は、私たちの生活の中で、いろいろな場面で起こり得るものである。ガン治療への新しい試みの光明の一つとして、癒し効果があるタヒボは、ガン患者には最適な栄養補助剤であると考えられる。

他の関連する未知の因子について論ずるのは困難だが、私は患者への最終的なアドバイスとして、次の質問をしたい。

「ガンや他の疾患の予防や治療の助けにするには、どのような生活習慣および食物を選択すべきか？」

①精製した炭水化物、砂糖、小麦粉は摂らない

②各種の炭水化物、精製してない穀類、穀物食、野菜および果物を食べる
③魚を食べ、肉類とその脂質を制限する
④塩、防腐剤と保存食品の摂取を減らす
⑤正常な体重／身長を保つ
⑥禁煙する
⑦アルコール摂取量を制限する
⑧規則的な運動をする
⑨食事から脂肪とコレステロールを減らす

これらの項目の中で、果実と野菜を多く摂ることは非常に重要である。なぜなら、これらには多様な天然の抗酸化剤が含まれているからである。

最後にみなさんが、最善の健康状態を維持することによって長生きをするように、幸運と健勝を祈りたい。

〔参考文献一覧〕

《参考文献》

1) Ames B., Willett W. C., Swirsky C. L. ガンの原因と予防. 国立科学アカデミー誌（Proc Natl Acad Sci），米国，92 : 5258-5265, 1995.

2) Simon C. B. ガンと栄養. パラゴンプレス社，ホネスダーレ，ペンシルバニア州，1992.

3) Bertino J. R.「ハリソンの内科学原理」の中の「新生物の原理」第 8 版，編集者 Thom E. W, Adams R. D, Braunwald E ら，マックゴロー・ヒル社，ニューヨーク，ニューヨーク州，1977.

4) Wu J, Nakamura R. M. ヒト血中腫瘍マーカー : 現在の概念と臨床的応用，第 10 章 P235-248.

5) DeFelice S. L. 機能性食品. マーセル・デッカー社，ニューヨーク，ニューヨーク州，1998.

《文献》

1) Accorsi W. R. タヒボ. ゼロ・プラニング株式会社，神戸，日本，1994.

2) Walters R. オプション ; ガンの別療法の本，第 12 章 Pau d'Arco, P128-134. アベリー出版群社，ガーデン市，ニューヨーク州，1993.

3) Wead Bill. 別な見解 ; Lapacho とガンの論争. 論壇情報社（Rostrum Communications），バンクーバ

ー，カナダ，1985.
4) Tyler V. 頼もしい新薬草，第 2 版. ジョージＦスティクリー社，フィラデルフィア，ペンシルバニア州，1987.
5) Ueda S. XXVII Tabebuia aveltanedae Lorenz，前の Griseb（タヒボ）：ナフトキノンの試験管培養と生産，P444-456，「農業と林業におけるバイオテクノロジー，28 巻 医学と芳香性植物 VII，編集者 Bajaj YRP」の中，スプリンガー・フェルラーク社，ベルリン，ハイデルベルグ，ドイツ，1994.
6) Ueda S, Umemura A, Dohguchi K., Matsugaki T, Tokuda, H, Nishino, H, とIwashima, A. Tabebuia avellanedae の細胞培養による抗腫瘍性促進フラノナフトキノンの生産，植物化学（Phytochemistry）. 36 巻：P323-325, 1994.
7) Ueda S., Tokuda H., Hirai K., Hatanaka H. NFD. 米合衆国特許 5,663,197. 1997 年 9 月.
8) Ueda S, Tokuda H, Vesonder RP, Mukainaka T. フモニシンＢ誘因性皮膚発ガンへの阻害作用，アメリカ生薬学会第 39 回年次総会発表抄録. コロナド・スプリング・リゾート，オハイオ，フロリダ州，P19-23, 1998 年 7 月.
9) Ebina T., Kubota T., Ogama M. 南米に生育する Tabebuia avellanedae. タヒボ熱水抽出物のガン抗転移作用. 生物療法（Biotherapy），12：P495-500. 1998.
10) Ebina T.，“西洋医学でもなく，漢方医学でもない統合医学の推進を”—樹木タヒボ抽出物の抗腫瘍効果—日本代替，相補，伝統医療連合会議誌．要旨集 P115-155, 2000.

11) Rao K. V., McBride T. J., Oleson J. J. 抗腫瘍薬剤としてのLapacholの認識と評価．ガンの研究（Cancer Research), 28 : 1952-1954, 1968.

12) Hooker S. C. Lapacholとその誘導体の構造，アミレン鎖の構造．化学会誌（J Chem Soc), 69 : 1356, 1896.

13) Fieser L. F. ヒドロキシナフトキノンのアルキル化，ラパコールの合成．アメリカ化学会誌（J Am Chem Soc), 47 : 857, 1927.

14) Dennen R. D., Edisuzaki k. 新規抗ガン剤の検索：民間伝承品の分別測定と分析．制ガン研究（Anticancer Research）176 : 1927-1933, 1997.

15) Colman de Saizarabitoria T., Anderson J. E., Alfonso D., McLaughlin J. L. Tabebuia barbataの生物活性フロナフォトキン．Acta Cientifica Venezolana 48 : 42-46, 1997.

16) Block J. B., Serpeck A. A., Millef W., Wiemik P. H. lapachol（NSC-1 1005）による早期臨床試験．ガン化学療法報告（Cancer Chemotherapy Reports), 第2部，4 : 2708, 1974.

17) Preusch P. C., Suttie J. W. ビタミンKエポキサイドレダクターゼとビタミンKキノンレダクターゼのラパコール阻害．生物化学・生物物理誌（Aarch Biochem & Biephysics), 234 : 405-12, 1984.

18) Boothsman D. A., Trask D. K., Pardeo A. B. トピソメラーゼⅠアクチベータ，ベーターラパクンによるヒト腫瘍細胞における潜在性致死的DNA損傷修復の阻害．ガンの研究 49 : 605-612, 1989.

19) Oyama T., タベブイア・アベラネダエの臨床，1997.

20) Yamamoto T., Juneja L. K., Chu D. C., Kim M. 緑茶の化学と応用．CRC 出版社，ボカ・ラトン，フロリダ，1997.

21) Ninomiya N, Unten L, Kim M. 第 3 章．緑茶ポリフェノールの化学的・物理化学的性状，pp 23-35，編集者 Yamamoto T., Junega L. K., Chu, D. C., Kim M.「緑茶の化学と応用」の中．CRC 出版社．ボカ・ラトン，フロリダ，1997.

22) Kim M., Masuda M. 第 6 章．緑茶ポリフェノールによるガンの化学的予防，pp 61-73.

23) Jaukun J., Selman S. H., Swiieycz R., Skrzypczak-Jankun E. 緑茶を飲むとなぜガンを予防できるか．自然（Nature), 387 : 561, 1997.

24) Garbisa S., Biggin S., Cavallarin M., Sartor L., Benzili R., Albin, A. 腫瘍の侵入：緑茶により鈍化する分子鋏．自然薬（Nature Medicine), 5 : 1216. 1999.

《文献（プラセボ効果）》

1) Weil A. 健康と治癒，第 20 章，プラセボ反応．206-218 頁，ホートン・ミフリン社，ニューヨーク，ニューヨーク州，1995.

2)　Fugh-Berman A. 別種の医薬品——何が効くか. ウイリアム・ウイルキン社，ボルチモア，メリーランド州，1997.

《療法と治癒》

1)　Robbins J. 別のガン療法. 第13章，P250-278. J. H. クレイマー社，ティブロン，カリフォルニア，1996.
2)　Weil, A. 健在と治癒. ホートンミフリン社，ニューヨーク，ニューヨーク州，1995.
3)　Weil, A. 自然治癒. 第19章，フォーセット・コロンバイン，ニューヨーク，ニューヨーク州，1995.

〔著者について〕

ロバート・M・ナカムラ・MDは、現在、カリフォルニア州ラホーヤにあるスクリップス・クリニック医学財団で、病院グループの病理部の上級相談役および主席名誉部長、そして研究所の免疫学・実験医学科の教授を歴任している。

ドクターは、一九七四～一九九二年と一九九八年、スクリップス病院の病理学部の部長として、また一九八一年から一九九一年、スクリップス病院院長と系列病院グループの総長として、病院運営とあわせて三〇〇人以上の医師の指導に当たった。

ドクターは、アメリカ病理学理事会から特別な研修を受けて認定された、免疫病理学の認証病理医である。ドクターは、ペンシルバニア州、フィラデルフィアのテンプル大学の医学部を卒業し、医師の資格を取得している。続いてロングビーチの退役軍人病院、カリフォルニア大学ロサンゼルス校付属病院、スクリップス・クリニック医学財団で病理学と免疫病理学の研修を受けた。その後、カリフォルニア大学のロサンゼルス校、アーバイン校、およびサンディエゴ校で教授または客員教授として教鞭をとった。現在でも、アーバイン校とサンディエゴ校では病理学科の名誉教授をしている。

ナカムラ・ドクターは、専門誌『J Clic Lab Anal（臨床分析法）』を共同主宰し、その他『J Immunoassays（免疫分析法）』と『J Biosensors and Bioelectronics（バイオセンサーとバイオ電子工学）』の編集委員でもある。

会員としての所属学会は、アメリカ免疫学会、医学検査免疫学会、アメリカ臨床化学会、アメリカ臨床病理医学会、臨床と検査医学会、臨床検査と科学アカデミー、アメリカ国立臨床生化学アカデミー、ニューヨーク科学アカデミーおよびアメリカ病理学会などである。

著書に関する業績は、専門分野である免疫学、免疫病理、免疫化学、分子病理学の領域で、研究論文（原著論文）を一五〇以上、書籍は五〇冊（一部共同執筆・共同編集を含む）以上にもおよぶ。ごく最近、ドクターは関心のある研究分野を、栄養補助剤や相補医学およびその相乗効果等に移し、専門家として貢献している。

〔本書に関する連絡先〕

〔米国〕 Taheebo Japan Co., Ltd.
80 Tanforan Ave. Suite 9-South San Francisco
CA 94080, USA
Phone: (650) 873-7070
Fax : (650) 873-3030

《監訳者紹介》
笠原　靖（かさはら　やすし）
医学博士・工学博士
昭和大学医学部客員教授，杏林大学保健学部客員教授，富士レビオ㈱顧問，アドバンスト・ソフトマテリアルズ㈱最高経営顧問として活躍中。

タヒボ抽出物の奇跡

2001年4月25日　第1版第1刷発行
2008年1月25日　第1版第2刷発行

著　者　ロバート・M・ナカムラ
監　訳　笠原　靖
発行人　佐々木一高

発行所　エディションq
発売所　クインテッセンス出版株式会社
〒113-0033
東京都文京区本郷3丁目2番6号
クイントハウスビル　電話(03)5842-2280
印刷・製本　三松堂印刷株式会社

Printed in Japan　　ISBN978-4-87417-684-9 C0077
定価は表紙カバーに表示してあります